get it 轻知

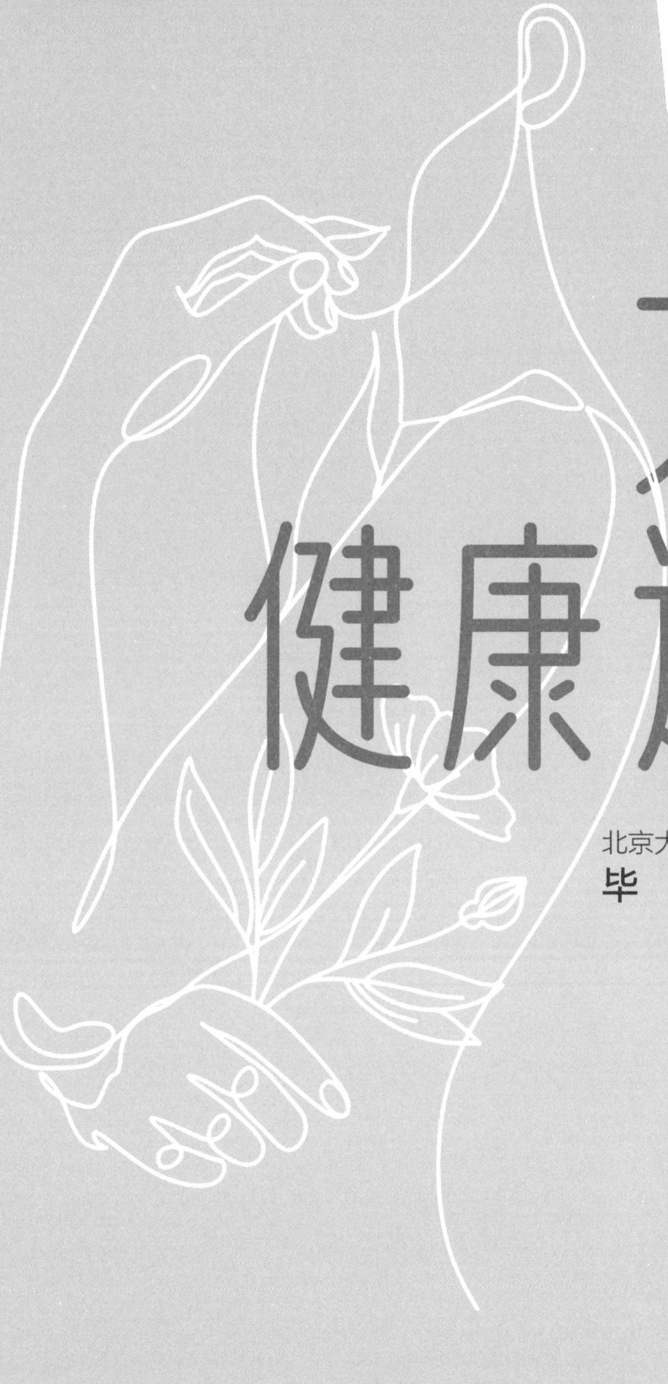

女性健康通识

北京大学第一医院妇产科主任医师
毕 蕙 —————— 编著

中国轻工业出版社

图书在版编目（CIP）数据

女性健康通识／毕蕙编著．—北京：中国轻工业出版社，2024.7
ISBN 978-7-5184-4777-0

Ⅰ.①女…　Ⅱ.①毕…　Ⅲ.①女性—保健—基本知识
Ⅳ.①R173

中国国家版本馆 CIP 数据核字（2024）第 052337 号

责任编辑：瀚　文　　责任终审：高惠京　　设计制作：悦然生活
策划编辑：付　佳　瀚　文　　责任校对：朱燕春　　责任监印：张京华

出版发行：中国轻工业出版社（北京鲁谷东街 5 号，邮编：100040）
印　　刷：艺堂印刷（天津）有限公司
经　　销：各地新华书店
版　　次：2024 年 7 月第 1 版第 1 次印刷
开　　本：710×1000　1/16　印张：11
字　　数：200 千字
书　　号：ISBN 978-7-5184-4777-0　定价：49.80 元
邮购电话：010-85119873
发行电话：010-85119832　010-85119912
网　　址：http://www.chlip.com.cn
Email：club@chlip.com.cn

221294S2X101ZBW

前言

大家好，我是北京大学第一医院妇产科主任医师毕蕙。在近 30 年的临床工作中，我见识过很多女性因对自己的身体不够了解，再加上错误的观念或认知耽误了治疗，对身体造成了很大的伤害，这些是我身为一名医生不愿意看到的。

健康科普是连接医学专业知识与社会大众需求的重要桥梁。面向“健康中国 2030”的国家战略，培养优秀的健康科普人才、创作高质量的健康科普作品势在必行。所以，我始终认为，一名医生的医学科普能力，与临床、教学及科研能力同样重要。

因此，我决定将这 30 余年的一线工作经验和多年的科研课题成果集结成这本书。本书从月经、孕产、妇科疾病、科学体检等多方面切入，细致而透彻地解答女性健康问题，纠正常见的错误观念，传递科普新知，力图让每一位女性更了解自己的身体，了解自己的健康状况，从而更好地关爱身体、关爱自己。

促进女性身心健康是我毕生的追求，我希望能将临床工作中遇到的问题、经过实践行之有效的解决办法、围产保健多学科管理中得到的经验，以及我为人子女、为人妻、为人母的成长与收获，分享给更多有同样需求的人。希望此书能成为女性朋友学会正确对待自己身体的入门书，并能够将书里的知识运用到生活中的方方面面，活出精彩的人生！

毕　蕙

女性健康常见的6大疑问

1 月经量明显变少，这是怎么了？

月经过少有明确的定义：月经周期的月经量少于5毫升，是月经过少；超过80毫升，属于月经过多。

5毫升具体是多少呢？伸出你的小拇指，同小拇指等体积的液体约是5毫升。

月经量减少意味着子宫内膜的脱落减少，可能是由于雌激素水平过低导致的，也可能是宫腔、宫颈发生了粘连。

2 白带颜色异常，是生病了吗？

这个不一定！其实白带并不是无色无味才意味着健康，因为它会伴随环境、饮食、作息、激素等多种因素的变化而变化。

当女性处于月经前、卵泡期、同房后，甚至运动后，白带都可能会呈淡黄色，浓稠而具有明显的酸腥味。当出现这种情况时，如果身体没有明显不适，不需要做特殊处理，只需要注意卫生清洁，勤换内裤。

但是，当白带呈灰色、黄绿色、深红色，或者伴有非常明显的腥臭味，建议及时到医院检查白带常规。

3 私密处痒，是发炎了吗？

这个要具体情况具体分析！可以先来区分自己是哪种情况。

偶尔痒：有可能是穿着的内裤不适，不需要太过担心。

经常痒：需要考虑卫生状况，比如是否勤换内裤，内裤是否彻底清洁晾晒等。

持续痒：需要去医院检查。

只要平时多注意私处清洁，正确使用卫生巾、卫生棉条，大部分瘙痒只是暂时的，不需要太过在意。

4 痛经吃布洛芬止痛会上瘾吗?

痛经吃布洛芬止痛不会上瘾。布洛芬是一种非甾体类抗炎药，主要作用为抗炎、解热和镇痛。解热适用于缓解普通感冒和流行性感冒的发热；镇痛适用于轻度和中度的疼痛，包括痛经头痛、肌肉痛、神经痛、牙痛等。

关于布洛芬的研究表明，痛经吃布洛芬不会造成依赖，此外，布洛芬也不属于成瘾性药物。需要注意的是，布洛芬不建议长期服用，缓解疼痛服用布洛芬一般不超过 5 天，用于解热时一般不超过 3 天。

5 “宫颈糜烂”是宫颈癌前病变吗?

其实，所谓的“宫颈糜烂”是正常的生理现象。简单打个比方，把宫颈管内的柱状上皮比作海水，把宫颈比作海岸，女性生理期体内雌激素水平升高，柱状上皮会像涨潮一样向宫颈口移动，与鳞状上皮的交界处从内往外延伸，看起来像宫颈“糜烂”，但现已被“宫颈柱状上皮异位”一词取代，且与宫颈癌没有直接因果关系。

6 乳房摸到硬块，代表有乳腺癌?

定期检查乳房是否有硬块是非常好的习惯，摸到硬块也不必过于紧张，可能是良性的乳腺结节、突出的脂肪结节等。

乳房肿块一般分为以下 3 类。

1. 增生性肿块，可能会伴随着生理期乳房肿痛的症状。

2. 炎症性肿块，肿痛更加剧烈，并且肿块局部还有明显的红、肿、热。

3. 肿瘤性肿块，有良性和恶性之分。

目录

第1章 月经与白带：生理期你搞得定吗

第2章

呵护女性『私密花园』，轻松应对常见妇科病

第3章

青春期：生殖器官和内分泌功能逐渐发育成熟

第4章 性活跃期：享受性爱，亦不可忽视小细节

第5章

孕育期与孕产期：感受初为人母的兴奋与惶恐

第6章 更年期：未雨绸缪，实现女性魅力的第二次绽放

第7章

养发护肤：用对方法健康『冻龄』，更美丽、更自信

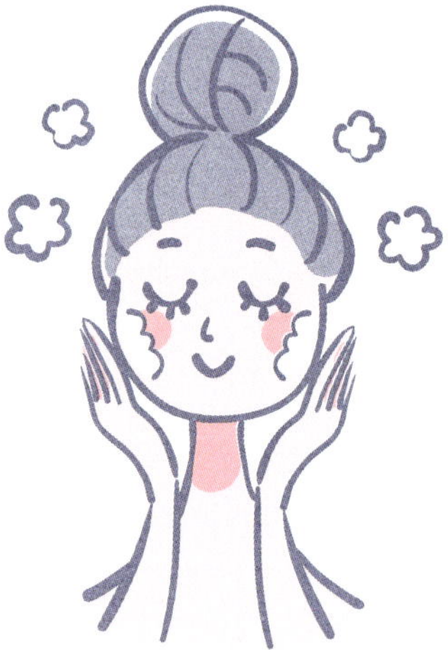

第 1 章

月经与白带：生理期你搞得定吗

月经和白带反映出的健康信号

4 个表现，看懂月经是否正常

从十几岁初潮开始，一直到四五十岁更年期结束，月经会陪女性从青春年少，一直走到年过半百，其见证了女性的无数变化，也反映出女性健康状况。

自我判断

- ☐ 正常月经量：20～60 毫升 / 次
- ☐ 月经过少：少于 5 毫升
- ☐ 月经过多：多于 80 毫升

一看月经量

可以根据下方的卫生巾及卫生棉条示意图，估算自己的月经量。

卫生巾	类型	液量
	日用	1 毫升
	夜用	1 毫升
	日用	2 毫升
	夜用	3 毫升
	日用	3 毫升
	夜用	6 毫升
	日用	4 毫升
	夜用	10 毫升

卫生棉条	类型	液量
	小号	0.25 毫升
	中号	0.5 毫升
	大号	1.0 毫升
	特大	1.0 毫升
	小号	0.5 毫升
	中号	1.0 毫升
	大号	1.5 毫升
	特大	2.0 毫升
	小号	1.0 毫升
	中号	1.5 毫升
	大号	3.0 毫升
	特大	4.0 毫升
	小号	3.0 毫升
	中号	4.0 毫升
	大号	8.0 毫升
	特大	12.0 毫升

血染面积	类型	液量
	淡	1 毫升
	中等	3 毫升
	浓	5 毫升

一次月经的总出血量超过 80 毫升属于月经过多。80 毫升相当于 8 片吸收较多的夜用卫生巾，或者 20 片吸收较多的日用卫生巾。

单次月经量少于 5 毫升，则属于月经过少。5 毫升相当于一矿泉水瓶盖，或者一片吸收较多的日用卫生巾。

月经过多的原因

- 雌激素分泌过多，孕激素拮抗不足：子宫内膜增厚，脱落时出血量增多。
- 子宫疾病：子宫肌瘤、子宫内膜息肉。
- 其他：精神因素、劳累、产后、宫内节育器等引起月经量增多。

月经过少的原因

- 生活方式：压力过大、作息无度、过度节食等。
- 内分泌疾病：多囊卵巢综合征、卵巢功能衰退、甲状腺功能异常等。
- 人工流产：尤其是多次人流刮宫，可能出现宫腔粘连，使月经量变少。

二看月经周期

月经的第一天，到下次月经来潮的第一天，整个间隔时间称为“月经周期”。

月经周期 <21 天为月经频发

这种情况首先考虑妇科内分泌疾病，比如排卵障碍、黄体功能不全等。

自我判断

☐ 正常月经周期：平均 28 天

☐ 月经周期异常：提前或延后 7 天

月经周期 >35 天为月经稀发

1. 卵巢问题：如果月经周期延长两三个月，甚至提前闭经，多与内分泌、卵巢早衰、多囊卵巢综合征等卵巢相关疾病有关。

2. 甲状腺异常：甲状腺激素分泌较少，也会使女性月经推迟，还会伴随食欲不振、嗜睡等症状。

3. 垂体腺瘤：如果月经周期延长，同时伴有泌乳现象，要警惕垂体腺瘤。

三看月经时长

自我判断

☐ 正常月经时长：3~7天

☐ 月经经期延长：持续1周以上为经期延长，这种情况在门诊并不少见

月经经期延长的主要原因

1. 疲惫、压力大、心情差。

2. 内分泌失调：黄体功能不足，子宫内膜不规则脱落，并且出血量增多。

3. 子宫腺肌病：月经量通常大于80毫升，下腹正中会疼痛，从经前1周开始痛，直至月经结束。

4. 异常子宫出血：出血周期没有规律性，延续时间长，常见于青春期和绝经过渡期。

5. 其他妇科疾病：宫颈息肉、盆腔炎性疾病、子宫内膜异位症、子宫内膜息肉和子宫肌瘤。

6. 有宫内节育器。

7. 与全身凝血相关的疾病：凝血障碍、血小板数量及功能异常、严重肝病、长期使用抗凝药物及血管壁异常性疾病等。

四看月经颜色

自我判断

☐ 鲜红色：正常颜色

☐ 粉红色：雌激素水平低

☐ 暗红色：轻度瘀堵

☐ 橘红色：可能有炎症

☐ 咖啡色：经血不顺

☐ 灰色：需引起重视

如何判断月经颜色正常与否

刚开始来月经，子宫内膜脱落得慢，月经量少，多以淡红或者咖啡色为主；1~2天后月经量变多，以鲜红或暗红为主，持续2~3天；最后月经量逐渐变少，以咖啡色或褐色为主。

月经颜色出现下面2种情况需及时就医。

1. 全程咖色：可能是卵巢功能减退、围绝经期、甲状腺功能减退（甲减）、多囊卵巢综合征等内分泌问题，也可能是人流刮宫造成内膜损伤引起的宫腔粘连。

2. 月经量变少后，经血持续呈咖啡色好几天甚至十多天，这可能是由内膜病变引起的，比如内膜息肉、黏膜下肌瘤、内膜增生等。

随月经周期变化的白带

白带主要是阴道黏膜渗出物与宫颈腺体分泌物这两种，前者呈白色的稀糊样液体，后者呈鸡蛋清状黏液。

白带的形成和雌激素有关，它随着月经周期一直在变化。

经期结束

经血排净后，此时白带的量较少，呈白色糊状。

经期结束 10 天左右

月经结束后 10 天左右，白带会变多、变透明，且微黏，似蛋清。

排卵期 2~3 天后

白带开始变混浊、变黏稠，量也随之变少。

月经来前 3~4 天

由于盆腔充血，阴道黏膜渗出物增加，白带的量会变多，而且较混浊。

每一个月经周期，白带都会出现以上变化，直至绝经。绝经后，随着卵巢功能退化、雌激素水平下降、阴道逐渐萎缩，白带的量会大大减少。

4 步自我检查白带：感、触、闻、观

1 感 可以直观地感受白带的量是否正常，是否有增多或者外阴部是否出现瘙痒、灼痛感等不适。

2 触 正常的白带应该是光滑的、软的，如果白带过于黏腻甚至有豆腐渣或者凝乳的触感，那么白带就是异常的。

3 闻 正常的白带应该是没有味道的，如果白带呈酸臭味、恶臭味、腥臭味，那么就属于异常。

4 观 正常的白带呈白色，如果白带呈灰黄色、黄色、黄绿色、有血色，呈糊状或者凝乳状，那么就是白带异常。

白带的这几种情况，可能提示异常

分泌物呈乳酪状的“疑凶”——白色念珠菌感染

白色念珠菌本来就存在于阴道，在正常情况下，白色念珠菌和好菌会维持平衡状态，一旦抵抗力降低或过于劳累，白色念珠菌的数量便会增加，进而造成感染。白色念珠菌是霉菌的一种，是孕期常见的阴道感染。当白色念珠菌感染时，分泌物会呈黄色、类似乳酪的黏稠状，且会出现阴部瘙痒、发红等症状。愈后复发率高，特别是在抵抗力较低的孕期。

大夫提示

白色念珠菌感染的治疗一般以阴道塞剂为主，或是在外阴部局部涂抹止痒药膏或用洗剂清洗外阴。白色念珠菌感染后，除了按时用药，必须留意平时的生活习惯，比如不要穿着太紧的裤子，应选择棉质透气材料，以维持阴部的通风、干爽，以免白色念珠菌滋生。此外，建议私处毛发较为浓密者稍做修剪。

分泌物呈水样、泡沫状的“疑凶”——滴虫感染

滴虫感染后，阴部会严重发痒，比霉菌感染更痒。此外，分泌物会呈水样、泡沫状。

大夫提示

滴虫感染通常是给予阴道塞剂及口服抗生素治疗，1周就可治愈。滴虫感染多经由性行为传染，所以建议伴侣一起接受治疗。

分泌物呈灰黄色、有异味的“疑凶”——细菌性感染

细菌性感染通常是由厌氧性细菌引发，其本来就存在于阴道中，数量增多会造成感染。细菌性感染时，分泌物呈灰黄色且有异味，但不一定会痒，严重者阴部会红肿。

大夫提示

细菌性感染的治疗以阴道塞剂及口服药为主。需要注意的是，细菌可能沿着子宫颈进入子宫腔，造成孕妇羊膜腔发炎，从而使胎儿感染，诱发胎膜早破或子宫收缩而形成早产。因此，孕妈妈要特别留意细菌性感染，避免对胎儿造成威胁。

妊娠女性分泌物有咖啡色血丝的“疑凶”——流产／早产征兆

怀孕初期分泌物出现咖啡色血丝很有可能是“着床性出血”，这是胎盘刚着床时子宫微血管破裂后造成的血丝。一般而言，从最后一次月经算起的4～6周，可能会出现这样的情形，若是在此时出现轻微出血，属于正常着床现象，不必过度担心，一两天后就会恢复正常；若血丝量持续增加，就有可能是流产征兆，不可不慎！应及时就医。

大夫提示

怀孕20周前出现量多的血丝分泌物可能是流产征兆，但不代表胎儿不保，只要及时进行检查，并做好安胎，还是能保住胎儿。若是20～37周的分泌物有血丝，甚至有咖啡色的出血，则代表先兆早产，可能是由子宫颈扩张、胎盘剥离或前置胎盘等引起，应尽快就医。孕期要注意阴部卫生，养成良好的生活习惯。

各年龄段女性月经不调，不是多喝热水就能解决的事

初潮月经不规律，别担心

青春期的女孩在月经初潮后往往需要 2 ~ 4 年才能真正建立稳定的月经周期。这主要因为女孩在青春期时调控月经的“下丘脑 – 垂体 – 卵巢”轴尚未成熟，并且青春期的孩子处于生理与心理的急剧变化期，情绪多变、学习压力大、饮食睡眠不规律等因素容易影响本就发育不健全的生殖轴，导致月经不调。

青春期月经失调需要治疗吗

正常月经初潮年龄是 11 ~ 19 岁。青春期初潮后 2 年内出现轻度、可控范围内的月经不规律属于正常现象，无须过于紧张。但出现以下情况，家长要带孩子及时就医。

1. 8 岁前月经来潮（属于性早熟）或年满 13 岁尚无月经来潮且未出现第二性征；或年满 15 岁第二性征出现 3 年尚无月经初潮。
2. 月经周期不满 21 天，或超过 3 个月。
3. 肥胖、多毛（如上唇、下腹、乳晕、脐周等部位出现粗毛），初潮 2 年后仍出现月经稀发或继发性闭经。
4. 月经淋漓不尽持续 10 天以上。
5. 月经量过多，伴头晕、乏力等贫血症状。
6. 月经前后或经期出现程度较重的痛经，严重影响学习和生活。

如何预防青春期月经失调

合理饮食

勿过度节食或贪食，应通过运动控制体重，避免体重超标。月经期间多吃些含铁量高、高蛋白的食物。

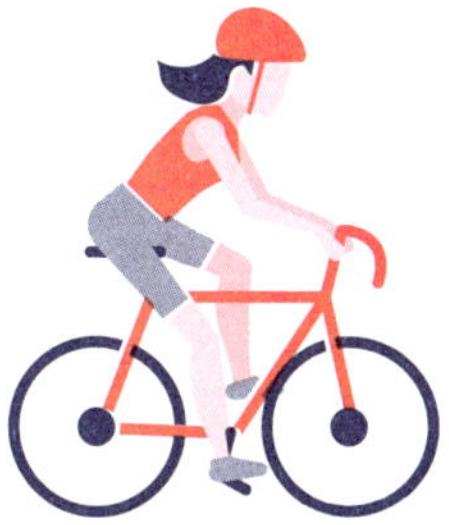

积极心理疏导

避免过度紧张和精神刺激。青春期孩子学习压力大，容易紧张焦虑，家长应与孩子多沟通，使其放松身心。

调整生活方式

规律作息，勿熬夜，勿过度劳累，注意经期卫生。

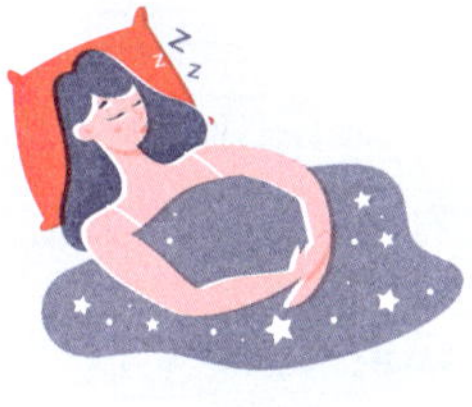

16 岁还没有月经，需查找原发性闭经原因

女孩月经初潮多发生在青春发育期，一般年龄为 12 ~ 14 岁。初潮时间因营养、遗传、环境等因素影响差异很大。如果妈妈初潮早，女儿也会偏早；如果妈妈初潮晚，女儿也会偏晚。城市女孩初潮一般早于农村女孩。

月经初潮延迟有多方面因素，如体弱多病、营养不良或过度肥胖、居住环境差、气候严寒等，这些都不利于青春期发育，会引起初潮延迟。如果年满 13 岁尚未出现第二性征，或年满 15 岁第二性征发育 3 年以上还不来月经，就是原发性闭经，应查明原因，尽早干预，有些病因经过干预是可以治愈的。即便对于不能治愈的闭经，也要检查清楚，确定对将来的影响有多大。

引发原发性闭经的原因

阴道闭锁	先天性阴道闭锁和后天损伤造成的粘连性闭锁会导致经血不能外流，多伴有周期性下腹痛，称为隐形或假性闭经。这种情况一般可以治愈
生殖器官不健全或发育不良	先天性无卵巢、卵巢发育不良或卵巢损伤，无法产生雌激素和孕激素，因此也就没有月经来潮，这种情况可以通过激素治疗以促进月经来潮；对于先天性无子宫、子宫发育不良或子宫内膜损伤的情况，则无法治愈
结核性子宫内膜炎	结核杆菌侵入子宫内膜，使子宫内膜发生炎症并受到不同程度的破坏，出现瘢痕组织而造成闭经。这种情况如果及时治疗，便可产生月经；如果子宫内膜被严重破坏，则无法治愈
脑垂体或下丘脑功能异常	如果脑垂体功能失调，就会影响促性腺激素的分泌，进而影响卵巢的功能，卵巢功能不正常就会引起闭经；精神刺激、悲伤忧虑、恐惧不安、紧张劳累、环境改变、寒冷刺激等可引起下丘脑功能失调，从而引起闭经

30 岁左右压力大，易导致不来月经

女人到了 30 岁，工作、育儿、照顾老人……压力重重，即使月经来潮时身体不舒服，也必须上班、照顾孩子。因为压力过大，有时会发生不来月经的情况。

肾上腺素过高是源头

中医说法：肝主管情绪，是藏血的器官，每月的经血都靠肝的疏泄作用排出。如果压力过大，导致情绪郁闷，造成肝郁，就会影响月经来潮，表现为月经时来时不来。

西医说法：压力会刺激肾上腺分泌肾上腺素，命令全身细胞上紧发条。如果压力过大，会造成性激素减少，使卵巢里的卵泡无法发育成熟，没有正常排卵，自然不会有月经。

运动是纾解压力的良方

即使再忙也要每天做运动，或快走或做伸展运动，让自己出一身汗。运动可以刺激内啡肽的分泌，使身心处于轻松愉悦的状态。

大夫提示

不来“大姨妈”不是少了“麻烦”

排除怀孕的因素，不来月经是警示信号。这代表体内激素紊乱，卵巢、乳房等器官都受影响。除此之外，可能还代表身体出现某些重大妇科疾病。如果连续3个月出现“大姨妈”不顺的情况，建议及时就医查明原因，千万不要觉得是少了“麻烦”。

“戴环”女性月经量过多，超过7天应及时就医

节育环是目前最常用的避孕工具之一，具有安全可靠、避孕时间长等优点。但不少女性戴上节育环后常出现月经过多、经期延长，或有经血间断而淋漓不尽的现象。一般情况下，上述现象在放环后最初几个月出现，3~6个月后就会自行好转，并恢复到原来的正常月经水平。“戴环”后月经量增多主要是节育环刺激子宫内膜所致。

上环3个月后，月经量多还痛经怎么办

如果上环3个月后仍然有异常情况，比如出血量增多、腹部疼痛，应及时就医排查原因。

如果通过X射线、B超、子宫造影检查确定节育环的形状、位置确实存在异常情况，就要及时更换节育环，以缓解因节育环压迫局部造成的溃疡性出血，更换后出血部位可以及时修复，有利于溃疡面的愈合。

另外，如果出血过多，应当进行止血治疗；如果存在炎症，还应当进行抗生素治疗。当药物治疗也没有明显效果，并且出血量持续增多时，就应当考虑暂时取出节育环或选择左炔诺孕酮宫内节育系统（曼月乐），以减少月经量，缓解痛经症状。

“戴环”女性饮食禁忌

辛辣刺激性食物	活血破血的中药和食物	含鞣酸高的食物和药物
辣椒、辣酱、芥末、咖喱、桂皮等	桃仁、红花、莪术、水蛭和虻虫等单药或含这些药材的中成药等；山楂、酒等	浓茶、咖啡、柿子、石榴、山楂、抑酸药等

40 岁之前月经不规律，当心“早更”

不少三十多岁的女性发现月经量开始变少或者月经周期变得不规律，由原来的五六天变成两三天，甚至更少，这可能是“早更”。“早更”是指 40 岁之前，由于各种原因造成早发性卵巢功能不全或卵巢早衰，提前进入更年期，出现的一系列类更年期症状。

雌激素水平是更年期的判断依据

40 岁之前的女性，出现以下症状时，应到医院去检查雌激素水平。如雌激素水平低，就说明已提前步入更年期，应做好更年期保健。

1. 月经紊乱。
2. 潮红、潮热、多汗等。
3. 失眠多梦、易醒。
4. 激动易怒、焦虑不安、爱怀疑、情绪低落、抑郁等。
5. 阴道干涩、瘙痒、疼痛、性交痛。
6. 反复下尿路感染、夜尿增加、尿频尿急等。

50 岁进入绝经期，阴道出血不应随意当成月经复潮

绝经后如果再次出现阴道出血，就要进行相关检查，排除子宫颈癌、宫颈炎、子宫内膜癌、子宫平滑肌肉瘤、卵巢肿瘤以及血液系统疾病的可能性。

疾病	症状	检查方法
子宫颈癌	阴道出血，还伴有血性白带，量时多时少，严重者可有下腹胀痛、腰痛，一侧或双侧下腹痉挛性疼痛，同房出血	妇科检查、宫颈刮片检查、阴道镜检查
宫颈炎	阴道出血一般不多，伴有白带增多、下腹坠胀等不适	妇科检查、宫颈微生物检查
子宫内膜癌 子宫平滑肌肉瘤 卵巢肿瘤	除阴道出血外，还伴有其他症状，如下腹部和腰骶部疼痛	妇科检查、B 超检查、诊刮
血液系统疾病	除阴道出血外，还伴有其他症状，具体还要看患有哪种类型的血液系统疾病	血液系统检查

因此，绝经后阴道出血不能当成是月经复潮，其常常是由器质性疾病引发的，千万不能掉以轻心，要早发现、早诊断、早治疗。

另外，有些女性服用的所谓的卵巢保养保健品也可能造成绝经后阴道出血。平时从饮食上调理即可，如果使用保健品可咨询医生。

经期不适、紊乱，找对方法逐个击破

月经总是提前来，该用黄芪当归汤补气了

月经来潮周期提前 7 天以上，且连续 3 个周期以上，则属于月经提前，在中医称为“月经先期”。

经期提前的主要原因是气虚

脾主生血统血，脾气能够统摄周身血液，以维持血液在体内正常循行。当这种统摄作用减弱，身体就容易出现月经提前、月经淋漓不尽、牙龈出血等情况。

气虚表现

一般有少气懒言、头晕耳鸣、乏力、自汗、气短、胸闷、活动后气促等。

气虚养生防护方法

气虚体质的人，饮食调养要以补元气、健脾胃为主，多吃具有益气健脾作用的食物，如山药、大枣等，适量使用补气的中药材，如黄芪、当归、西洋参等。

黄芪当归汤补气又养血

黄芪和当归，一个补气，一个补血，能通过健脾解决根本问题，可谓“黄金搭档”，所以中医里常用这两味药解决女性气血亏虚的问题。而且这两味药都属于药食同源，比较温和，因此非常适合体虚之人的日常进补。

黄芪当归汤

食材

黄芪 30 克，花生 15 克，当归 10 克，大枣 5 个。

做法

1. 黄芪、当归、花生、大枣洗净，在水中浸泡 10 分钟。
2. 中火煮开后转小火煮 15 分钟左右即可，弃渣喝汤。

用法

每周 2~3 次。

月经姗姗来迟，大枣姜茶逼走体内寒气

月经周期延长 7 天以上，甚至 3~5 个月才来一次，连续出现 3 个周期以上，属于经期推迟，在中医称为“月经后期”。

经期推迟的主要原因是宫寒

宫寒对经期推迟的主要影响有以下 3 个方面。

1. 影响子宫内膜的血液循环，导致血液循环不畅，从而影响子宫内膜的生长和脱落，导致月经推迟。
2. 引起子宫肌肉收缩，从而影响子宫内膜的脱落，导致月经推迟。
3. 影响卵巢功能，从而影响卵泡的生长和排卵，导致月经推迟。

温经散寒是首要任务

宫寒表现

来月经时腹痛、小肚子发凉、手脚冰凉都是阴寒之气积在胞宫所致，这种情况统称为“宫寒”。

宫寒养生防护方法

不要贪凉。即使在炎热的夏季，女性也不要吃过多的冷饮、寒性瓜果等寒凉之物。平时应多吃一些暖身的食物，如核桃、大枣、生姜等，也可以经常喝大枣姜茶调理。

喝大枣姜茶，补血调经，散寒止痛

大枣姜茶简单易做，具有催经的作用，还能健脾益胃、补气养血以及安神。

大枣姜茶

食材

大枣 5 个，生姜 10 克，红糖 2 块。

做法

1. 生姜和大枣洗净，切片或切丝，放入锅中，加入适量清水。
2. 开火煮 15 分钟左右，加入红糖至其化开即可。

用法

一天 1 次，连续喝 3 天。

月经先后不定期，常喝柴胡郁金茶

月经前后无定期是指月经不按正常周期来潮，时或提前，时或延后在 7 天以上，且连续 3 个周期。

月经不按正常周期来，主要因为肝郁

肝主疏泄，具有贮藏和调节血液的功能。肝气条达，疏泄正常，血海按时满溢，则月经周期正常。若情志抑郁，或发怒伤肝，以致肝气逆乱，疏泄失司，冲任失调，血海蓄溢失常。如疏泄太过，则月经先期而至；疏泄不及，则月经后期而来，导致月经先后不定期。

如何判断肝郁，怎样调理

肝郁表现

月经先后无定期，经量或多或少，色紫红，有小血块；小腹作胀、胸闷烦躁、乳房胀痛、脘闷不舒、时欲叹气、失眠、脉细弦、舌质淡红、苔黄而微腻。

疏肝解郁养生防护方法

肝气郁结的患者可多吃些疏肝理气、降肝火、健脾益气的食物，如南瓜、扁豆、薏米等健脾益气的食物，苦瓜、绿豆、黄瓜等降肝火的食物，茼蒿、萝卜、柚子等疏肝理气的食物。也可适量使用疏肝解郁的中药，如柴胡、郁金等。

柴胡郁金茶，理气解郁

柴胡是疏肝要药，能顺应肝的秉性，升肝气，疏解郁结之气，让肝得以疏泄；郁金也是解郁妙药，有除烦解郁的作用。

柴胡郁金茶

食材

柴胡、郁金、陈皮各 10 克。

调料

红糖适量。

做法

1. 柴胡、郁金、陈皮洗净、晾干后，一起捣成碎块备用。
2. 将处理好的药材碎块和红糖一起放入茶杯，用适量沸水冲泡，加盖闷 5 分钟后即可饮用。

用法

每日 1 剂，代茶饮用。随喝随添水，直至色浅味淡。

月经量多，就喝参芪山药乌鸡汤

正常情况下，每次月经总量一般在 5～80 毫升，若超过 80 毫升，表示月经过多。

月经量多主要原因是气虚，气不固血

月经量过多是气虚的标志。气为血之帅，气血之所以能在经脉中沿着特定的路线前进，全都在于气的固摄作用。如果气虚，气不摄血，血就会像脱缰的野马，导致月经时出血量大，日期也经常提前。

气虚女性的养生关键在于补气

气虚表现

除了月经量过多，如果还出现面色苍白、气短懒言、肢软无力、小腹下坠、心慌头晕、大便不爽等情况，多半是气虚。

补气养生防护方法

气虚的女性应选择补气摄血的药材和食材，如黄芪、党参、西洋参、白术、山药、乌鸡、乳鸽、牛肉、红糖、大枣、猪肚、鲫鱼、小米、干荔枝、桂圆等。

参芪山药乌鸡汤，益正气

黄芪可补气血，山药具有补脾养胃、生津益肺、滋阴补阳、壮肾排毒的功效。黄芪、山药和乌鸡一起炖汤能健脾胃补虚劳、强身健体。

参芪山药乌鸡汤

食材

西洋参 10 克，黄芪 30 克，山药 50 克，乌鸡 1 只，生姜 5 克。

调料

盐适量。

做法

1. 西洋参、黄芪、山药洗净，山药去皮切段，塞进乌鸡的腹中。
2. 乌鸡、生姜放入瓦罐中，加清水没过乌鸡。
3. 在蒸锅放适量水，待水开后，把瓦罐放入蒸锅中隔水蒸，大火蒸 3～4 小时后即可。

月经量少，很可能不是血虚而是血瘀

月经过少是指月经量明显减少，少于平时正常经量的 1/2，或者月经总量不足 20 毫升，又或者经期仅持续 1～2 天，甚至只有点滴即净，这种情况即月经过少。

月经量少，其实是血瘀

现在大部分人都不缺营养，也并非比较严重的贫血人群，所以大部分女性的月经量少基本是由气滞、血瘀等原因所致。

调畅月经，子宫内不留“垃圾”

血瘀表现

经血颜色紫黑，有血块，常伴有小腹胀痛，当血块排出后腹痛症状会缓解。舌质的颜色发紫偏暗或有小瘀点，脉象细涩或弦涩。

血瘀养生防护方法

对于血瘀体质的人，平时可以多吃益气养血、活血化瘀、温散的食物，比如萝卜、羊肉、大蒜、生姜、山楂、韭菜、洋葱等。除了饮食调理，每天适当地进行体育锻炼也能够起到活血化瘀、通络的作用。血瘀体质的人必要时可以遵医嘱口服药物进行调理，比如益母草颗粒等具有活血化瘀功效的药物。

益母草鸡蛋汤，暖宫祛瘀

益母草消水行血，去瘀生新，可以促排子宫内的“垃圾”；红糖补中缓肝，活血祛瘀，与鸡蛋同煮，适用于月经量少、色暗、经血不顺畅、月经结块等症。

益母草鸡蛋汤

食材

鸡蛋 1 个，益母草 6 克。

调料

红糖适量。

做法

鸡蛋、益母草、适量清水大火煮开后小火慢煮 5 分钟，把鸡蛋取出，去掉蛋壳后重新放锅里继续煮 5 分钟；放入红糖，至其化开即可。

用法

饮汤吃蛋。经前吃，每日服 1 次，连服 3～5 天；有痛经、血块的人经期第一天也可以吃 1 次。

经期乳房胀痛，疏肝理气是关键

经期前后或月经期间，女性常出现乳房胀痛或乳头胀痒疼痛等情况，这在中医称为“经行乳房胀痛”。

经期乳房胀痛的主要原因是肝气郁结

月经期间，气血下注于冲任血海，易导致肝血不足，气偏有余。当气有余而血不足时，就会出现肝气失于调达或肝肾失养的情况。乳房属肝，肝经在此循走。女性月经前或月经期生气、情绪紧张或郁闷等，都会引起郁结伤肝，肝气受损，从而使肝的疏泄功能减弱，导致乳房经络不畅，出现乳房胀痛。

行气解郁的食物

肝气郁结的女性可吃些具有行气解郁功效的食物，如荞麦、白萝卜、茴香、韭菜、香菜、橘子、橙子等，也可用玫瑰花、茉莉花、菊花、薄荷等芳香行气、疏肝解郁的药物代茶饮。此外，肝气郁结的人还常出现脾胃消化能力减弱，所以还可食用具有健脾助消化功效的食物，如炒薏米、小米、香椿、山药等。

每天按揉 4 处，解决肝气郁结，缓解经期乳房胀痛

每天按揉这 4 处，可调理经期乳房胀痛，关键是疏肝理气。

1. 膻中穴：以按压为主，周围以按揉为主，按摩 2 分钟。

2. 上肢内侧：用手掌在上肢内侧从上向下直推，推至局部皮肤发热为止。按摩内关穴和曲池穴，按摩 1 分钟。

3. 胫骨内侧：膝关节弯曲，左踝关节搭在右侧膝关节上，双手拇指按在胫骨内缘，由上向下，从轻至重，反复揉动。遇到阴陵泉穴下方痛点，重点按揉，按摩 2 分钟。

4. 上臂：用一手掌拍打对侧手臂，从上臂中段向上逐渐拍打到锁骨的位置，来回拍打 2 分钟，再换对侧，注意力度不要太大。

一来月经就感冒，试试当归大枣黄精煮鸡蛋

一到经期就出现头痛疲乏、鼻塞流涕等“感冒”症状，甚至夏天也难以幸免，经后逐渐缓解者，在中医称“行经感冒”。

经期感冒，竟然是气血不足惹的祸

女性在经期由于激素水平变化，抵抗力下降。从中医角度来说，经期时经血下行，全身气血不足，气血虚则表卫不固，易受外邪入侵。对于这种情况，如果单纯地去治疗感冒，效果并不理想，到下次月经时，感冒可能会“卷土重来”。对于一来月经就感冒的女性，在治疗上除了祛风，还需要益气养血。

调养气血，避免经期感冒

气血充足时，人一年四季的手脚都是暖和的。而有一些女性对外界气温特别敏感，天一冷很容易就手脚冰冷，这是气血不足的表现。

气血不足时，可以进食温补气血之品，如桂圆、核桃、大枣、枸杞等。而对于一些生冷寒凉的食物，如白萝卜、绿豆、冷饮、凉菜等则尽量少吃。另外，还可以在经期前食用当归大枣黄精煮鸡蛋或阿胶瘦肉汤，经后喝红糖姜茶。

当归大枣黄精煮鸡蛋补气血

黄精具有补气养阴，健脾，润肺，益肾作用；当归可补血活血、调经止痛、润肠通便、改善气血虚弱，与黄精搭配，可有效调养气血。

当归大枣黄精煮鸡蛋

食材

黄精 15 克，当归 10 克，鸡蛋 2 个，大枣 5 个。

调料

红糖适量。

做法

1. 鸡蛋冷水下锅煮 8 分钟，捞出过冷水，去壳备用。
2. 锅中加水，放入黄精、当归、大枣，煮沸后转中小火煮半小时，放入鸡蛋、红糖，煮 15 分钟即可。

用法

经期过后喝 3~5 天。

经期头痛，吃乌鸡白凤丸可缓解

经期头痛指从月经期开始的前 2 天至第 3 天出现的无先兆偏头痛，在连续的 3 个月经周期中至少有 2 个周期发作，而且需排除高血压、鼻窦炎、颅内病变等引起的头痛。

经期头痛是因为女性体内的激素周期变化

当女性来月经时，体内的雌激素水平会降低，雌激素扩张血管的作用减弱，使血管收缩；前列腺素的产量会增加，刺激血管收缩。所以，激素变化会让脑血管收缩，使脑部的血液供应下降，从而引起头痛。

如何缓解月经期间头痛

1. 在月经期间，适量运动有助于缓解压力和紧张感，可以选择户外散步等比较舒缓的运动以缓解头痛。

2. 梳头：通过梳头按摩头皮，达到缓解经期头痛的效果，同样也可以用手指按摩头部来缓解脑血管的紧张状态。

3. 用热水泡脚：热水泡脚的时间控制在 15 分钟左右，泡到身体发热，微微出汗为宜。泡脚可以促进人体的血液循环，缓解头痛，同时还能改善睡眠。

4. 饮食宜吃些比较清淡的、容易消化的食物，也可以吃些滋补气血的食物，如猪肝、核桃、大枣等。

乌鸡白凤丸，缓解经期头痛

经期头痛除了可以多吃些补气益血的饮食加以调理，也可以遵医嘱吃乌鸡白凤丸以改善经期头痛的症状。

经期腰痛，益母草 + 热水袋

如果经期偶尔出现轻微腰痛，一般与盆腔充血有关，属于自然生理现象，无须治疗。但如果反复出现腰痛，有可能与以下几种因素有关，一定要引起警惕，及时就医排查。

身体受寒

如果是身体受寒导致，还会出现经血颜色变黑或者经血中带有血块的症状。

子宫疾病

除了腰痛，还伴有月经异常、白带增多、反复腰腹疼痛等症状。

妇科炎症

还常伴有外阴瘙痒、反复腹痛、白带增多等症状。

如何有效缓解经期腰痛

出现经期腰痛时，可以按照以下两点进行调理，以缓解腰痛症状。

1. 休息并用热水袋热敷。来月经时出现腰痛，应注意休息，不要进行任何重体力劳动或者剧烈运动，且避免久坐。如果腰痛较为明显，可以卧床休息，采取俯卧位，然后在腰部放置一个热水袋，以促进局部血液循环，改善腰痛的不适症状。

2. 饮用热汤调理。如果是身体受寒导致的经期腰痛，可以适当喝些生姜大枣红糖水，以驱除体内寒气，使经血快速排出，缓解腰腹疼痛。体质较弱的女性也可以适当饮用益母草汤、鸽子汤。

如果腰痛不见缓解，建议在月经结束后前往医院就诊。

搞定经期腹泻，不做盛夏“宫寒人”

经期腹泻指每到经期前后或经期，大便稀溏甚至水泄，大便次数增多，月经结束腹泻即停止。其特点是腹泻伴随月经来潮，经后症状消失，在中医也称为“行经泄泻”。

月经一来就腹泻，原来是因为宫寒

女性的子宫就像房间，宫寒则代表房间内温度低，来月经时子宫的大门会敞开，里面的寒气也会涌出来，而小肠离子宫最近，所以小肠温度就会随之降低。中医上讲“小肠主液”，小肠是消化吸收精微营养物质的地方，如果小肠温度低了，吸收水谷的能力就会下降，因此出现腹泻的情况。

为什么宫寒的女性应该多食姜

宫寒多由脾肾阳虚所致，而生姜具有暖胃、健脾、散寒的作用，对宫寒的调理效果较好。

传统的暖宫茶饮以姜与红糖为原材，用热水冲服，可达到“祛寒、温肾、益气、养血”的作用，对气滞血瘀或血虚的女性尤为见效。

除了喝茶饮，还可以这样暖宫

1 热水泡脚

每天用 50℃左右的热水泡脚，可以加速体内的血液循环，达到驱寒的作用。

2 热敷

热敷腹部比如贴暖宝宝，可以使腹部不受寒的同时，调节肠胃蠕动，缓解腹泻。

经前、经期情绪失控，是气血出了问题

经前或经期，出现烦躁易怒、悲伤啼哭、情志抑郁、彻夜不眠等症状，在中医称为“经行情志异常”。

经前、经期情绪失控，多与肝有关

五脏中肝藏血、主疏泄，调节情志。经前、经期情绪失控的女性多为肝郁气滞和阴虚火旺者。由此可见，肝的功能失常与之有关，同时也是造成气血失调的主要因素之一。因此，在临床中应着重调理肝的功能，把气血双调作为调理的关键。

经期烦躁别担心，玫瑰花茶照顾你

中医认为，玫瑰花味甘，微苦，性温，最明显的功效就是理气解郁、活血散瘀和调经止痛。此外，玫瑰花的药性非常温和，能够温养人的心肝血脉，开胸解郁，起到镇静、安抚、抗抑郁的功效，可以有效缓解女性在经前或经期的情绪问题。

常喝喝玫瑰花茶，面色更红润

玫瑰花有很强的行气活血、化瘀、调和脏腑的作用。我们平时所说的脸色不好或脸上长斑、月经失调、痛经等症状，都和气血运行失常有关。一旦气血运行正常了，自然就会面色红润、情绪稳定。

玫瑰花茶

食材

玫瑰花 15 克。

做法

茶杯中放入玫瑰花，加入开水，泡 5 分钟后即可饮用。

气虚者可加入大枣 3~5 个，或西洋参 9 克；肾虚者可加入枸杞子 15 克。

痛经原因各不同，对症施治是关键

痛经可能是子宫发出的求救信号，不可忽视

如果你有经期“痛不欲生”、经量多、历时长等情况，别只顾着多喝热水，这可能是子宫发出的求救信号，应尽早去医院检查，当心子宫腺肌病找上门。

什么是子宫腺肌病

子宫腺肌病是子宫内膜腺体及间质侵入子宫肌层引起的病变，多发生于30～50岁的经产妇，也可见于年轻未生育的女性。

子宫腺肌病有哪些表现

主要表现为进行性加重的痛经、经量增多、经期延长等，部分子宫腺肌病无典型症状。

痛经	呈进行性加重，疼痛多位于下腹、腰骶及盆腔中部，有时可向会阴部、肛门及大腿放射。痛经常于经前一周开始，或在月经来潮时出现，并持续整个经期
经量增多、经期延长	表现为连续数月月经量增多，月经周期基本正常，但经期时间延长
尿频、里急后重	侵入肌层的子宫内膜及间质会不断生长，导致子宫增大，压迫邻近器官引起相关症状，如尿频、里急后重等
不孕	由于宫腔环境不佳、胚胎难以着床，以及卵巢功能低下及激素紊乱等情况，部分子宫腺肌病患者难以受孕

如何应对

根据患者的症状、年龄和生育要求，可选择药物治疗、手术治疗或其他治疗方法。

1. 对于没有症状且没有生育要求的患者，建议遵医嘱，可选择放置曼月乐环手术或口服孕激素。

2. 对于症状较轻、有生育要求或近绝经期患者，可使用药物治疗，但药物治疗不能根治疾病，只能控制症状和病灶进一步发展，并且停药后症状可复发，一定要在医生指导下长期管理。

3. 对于症状严重、药物治疗无效且无生育要求的患者，可选择手术治疗（切除子宫病灶或切除子宫）。

如何预防

1. 注意经期清洁卫生，经期禁止同房，防止感染。

2. 采取有效避孕措施，减少不必要的宫腔操作或手术，积极治疗慢性子宫内膜炎症。

3. 健康饮食，增强体质。

自查一下，分辨原发性痛经和继发性痛经

原发性痛经主要是由于雌激素分泌水平产生较大起伏，而继发性痛经主要是由于盆腔内发生了器质性病变，如子宫腺肌病、子宫内膜异位症等。

那么应该如何辨别原发性痛经还是继发性痛经？可以通过以下这 3 点来进行区分与辨别。

看年龄与生育状况

原发性痛经在青春发育期比较常见，高发于月经初潮后的 1～2 年，主要症状为小腹坠痛。但是随着年龄的增长，原发性痛经可能会逐渐自行消退。所以，如果在年龄不断增长或孕育新生命后，痛经得到缓解与改善，那么很有可能是原发性痛经。

看疼痛的程度及时间

一般情况下，原发性痛经会在经期第一天出现剧烈的疼痛感，而在此后的 2～3 天，疼痛程度会逐渐减轻。原发性痛经所引起的疼痛多半以小腹痉挛为主，也可能伴有腹部肌肉反复跳痛的症状。而继发性痛经所引起的疼痛感，则可能从经前持续至月经结束。

容易痛经的女性朋友，不妨多观察下自己痛经时的疼痛程度及时间，以判断自己到底属于原发性痛经还是继发性痛经。

看其他症状

对于原发性痛经，除了腹部疼痛外，还可能伴有恶心干呕、四肢乏力等症状，如果情况比较严重，甚至会出现流虚汗、脸色苍白的现象。

对于继发性痛经，除了小腹疼痛，还可能伴有月经异常、不规律出血等症状，面对这种情况，一定要提高警惕并及时就医。

子宫内膜异位症是长期严重痛经与不孕的根源

什么是子宫内膜异位症

正常	子宫内膜异位症		
子宫内膜组织脱落从阴道排出，形成月经	脱落的子宫内膜组织没有从阴道排出，而是跑到子宫以外的地方附着		
	异位的子宫内膜组织可能会附着在盆腔脏器、壁腹膜，如卵巢、子宫等	随着月经周期激素的变化，异位的子宫内膜组织出现周期性出血，经血无法排出体外，就在体内不断堆积，最后形成囊肿	如果子宫内膜组织跑到肠胃附近，就会在经期出现腹泻、胃痛，并且症状越来越严重

子宫内膜异位症的征兆

痛经	痛经是子宫内膜异位症最典型的症状，可以发生在经前、经期及经后。月经过后，疼痛缓解
月经不调	月经过多或周期紊乱
不孕	子宫内膜异位症患者常伴有不孕
同房疼痛	直肠子宫窝、直肠阴道隔的子宫内膜异位症可以引起同房疼痛
其他	子宫内膜异位至膀胱者，出现周期性尿频、尿痛、血尿；腹壁瘢痕及脐部的子宫内膜异位症则出现周期性局部肿块及疼痛

前列腺素分泌过多，吃对止痛药，轻松缓解

原发性痛经主要是因为前列腺素分泌过多，导致子宫剧烈收缩。此时，可使用止痛药来缓解症状。

痛经可以考虑服用布洛芬、对乙酰氨基酚、阿司匹林等药物缓解疼痛。如果症状严重或持续，建议咨询医生以排除其他潜在的妇科疾病，再进行相关治疗。

1. 布洛芬：布洛芬可用于缓解痛经引起的轻至中度疼痛。该药物能抑制前列腺素的合成，从而起到止痛的作用。建议不要空腹且长期大量服用，以免引起消化道溃疡等不良反应。

2. 对乙酰氨基酚：对乙酰氨基酚适用于治疗原发性痛经导致的轻微头痛、发热等症状。如果吃布洛芬有胃肠道不良反应，可以尝试对乙酰氨基酚。

3. 阿司匹林：阿司匹林可缓解原发性痛经所致的不适感。此药物具有抗血小板聚集的作用，所以凝血功能障碍者禁用。建议遵医嘱使用。

以上药物严禁一起服用。用药后如果出现明显的不适症状，如皮疹、哮喘、水肿等过敏症状，应及时停药并就医。

治痛经的要穴——太冲穴和涌泉穴

太冲穴是肝经要穴。心气在传达的时候以冲任两脉为通道。肝脏是冲脉的上司，如果肝有问题，就会造成其通道冲脉出现痰浊瘀滞的现象，从而出现痛经。所以打通冲任二脉也可治痛经，太冲穴即是首选。

涌泉穴是肾经首穴。中医认为，子宫属于肾的管辖范围，所以治疗痛经，涌泉穴可以派上用场。

具体按摩方法：每晚临睡前，洗净双脚，用食指从上到下推太冲穴 3 ~ 5 分钟，然后再用拇指按揉涌泉穴 3 ~ 5 分钟。

需要指出的是，如果痛经症状特别严重，一定要去医院检查，因为痛经可能与身体器官发生病变有关，比如子宫内膜异位症、盆腔炎等。

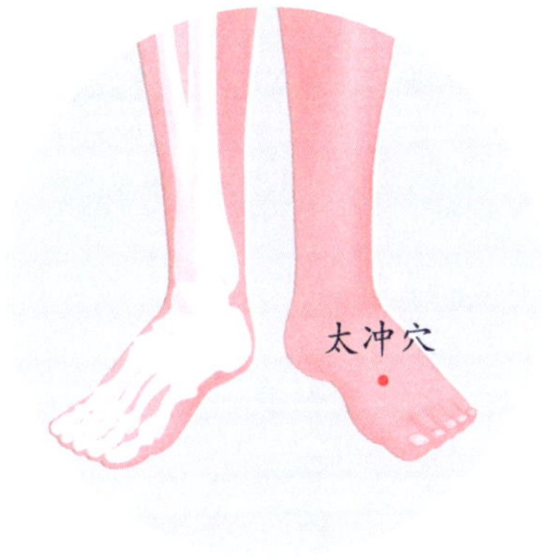

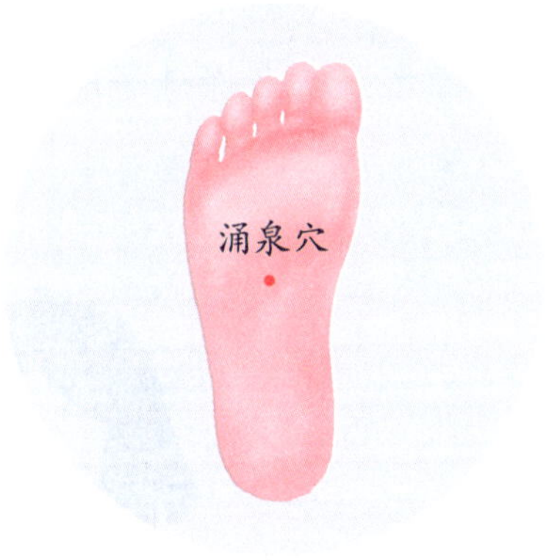

经期下腹冷痛，两招快速止痛

不少女性都有过痛经的经历，除了止痛药，不如试试下面这两招，对原发性痛经有较好的预防和辅助治疗效果。

经血忽来忽断、时疼时止，小茴香有大用处

来月经期间，经血忽来忽断，时疼时止，这种情况多是由于肝气不疏。小茴香能温肾暖肝、行气止痛。小茴香的温偏于理气，味辛善行走，能将体内的寒气赶出去，肝内的湿寒得到散发，肝气自然通畅，其藏血功能也随之恢复。

小茴香茶饮：小茴香 3 克，生姜 5 克，红糖 10 克，水煎饮服。月经前 10 天，每日 1 剂，经期停服。以此代茶饮，能温经散寒、化瘀止痛。

肚子冷痛且腹泻，不妨试试用热水泡脚

很多女性平时手脚冰凉，又爱吃冷饮，来月经时就特别容易腹泻。这样的女性属于阳虚内寒体质，即由于阳气不足而导致体内有寒气。因此，这类女性平时要注意保暖，尽量少吃或不吃冷饮。

用热水泡脚，脚部受热后，可以加快全身血液循环，增加体内热量，在一定程度上能起到温暖子宫与调理肠胃的作用。泡脚时，水温以 45～47℃为宜，泡到微微出汗即可。

经期做好保暖措施，俗话说“寒从脚下生”，来月经时，应及时穿上袜子，不让寒气通过脚底入侵身体，就算在炎炎夏日最好也穿一双薄袜子，让寒气绕道走开。选择袜子时最好选择高筒袜，这样可以让脚腕也得到温暖。

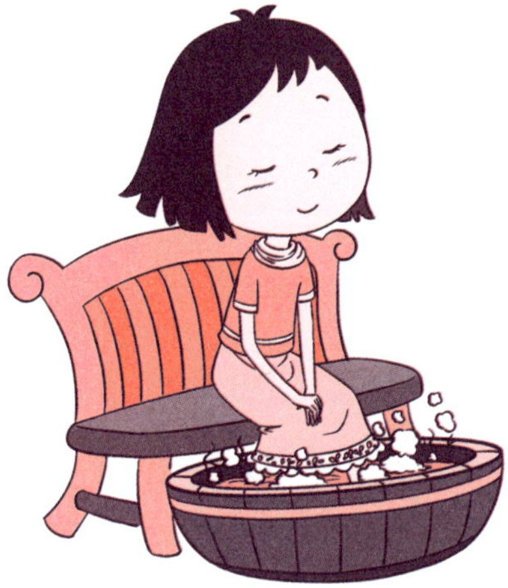

痛经到什么程度该就医

女性应好好对待自己的生理期，当痛经有以下异常信号时就要特别注意。

剧烈疼痛

痛到发冷、发颤或呕吐、无法起身，甚至晕倒，或是已经严重干扰日常生活及工作。

止痛药剂量增加

假如你有吃止痛药的习惯，发现止痛药的剂量越来越大。

疼痛指数增加

疼痛的程度、频率、天数都超过以前，尤其又伴有出血量增加。

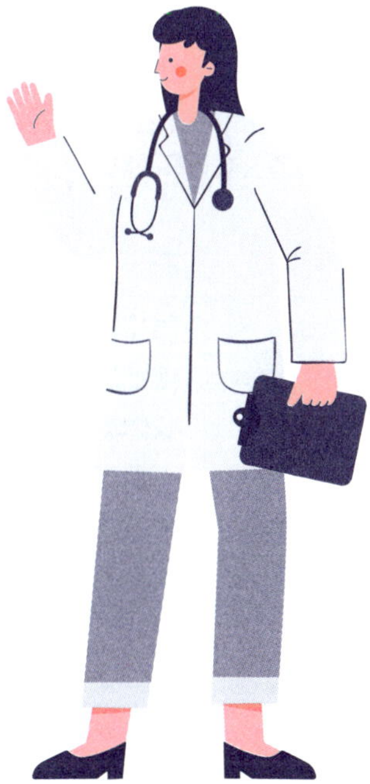

以上这些表现都是提醒你子宫可能发生了变化，此时应及时就医检查。

痛经到底该看中医还是西医

中医用“望、闻、问、切”来诊察身体的病理变化，西医则是通过仪器将检查结果的数据作为诊断依据，二者各有所长。对患者而言，宜采用中西医结合。

以原发性痛经为例，当患者饱受痛经困扰时，正常情况下会去找西医诊断有无器质性疾病，有些人因为子宫检查没有发现器质性病变就不采取治疗措施。相比之下，中医重视各种疼痛的警示，并根据患者的症状找出病因进行调理。

跟着生理节奏来调养，远离“月经病”，瘦身更高效

月经期：需要充分休息（月经开始第 1 天～经血彻底干净）

月经期 小档案	起止时间：一般为月经来后第 1～7 天 减肥成功指数：★★★☆☆ 身体状态：血液循环差、体温降低、抵抗力差 心理状态：情绪低落 皮肤状态：干燥、敏感 受孕可能性：无	
月经期 身体指数 大解密	激素 变化	月经周期是由黄体生成素、促卵泡激素、孕酮、雌激素调控的。月经周期可分为四个阶段：卵泡期、排卵期、黄体期和月经期。如果卵子没有受精，黄体不再分泌孕酮，雌激素水平降低，子宫内膜破裂脱落，形成月经
	身心 变化	由于体内激素的变化，身体易出现疲倦、腹胀、腹痛、腹泻、头痛、水肿等不适症状，心理上也容易有忧郁、悲观、提不起劲的感觉
以通为主	行经时，如果觉得小腹胀，月经也不通畅，可以用金橘或萝卜调理，它们具有很好的理气效果	

减肥维持期：不要采取激烈的减肥手段，以免内分泌失调

月经期是女性月经周期中最重要的阶段，对于想要减肥的女性来说，月经周期规律、激素分泌稳定是非常重要的。月经期间必须储存足够的营养，切勿吃太多刺激性食物，并且不要采取极端的减肥手段，以免导致内分泌失调。

减肥方案

运动

建议这一周的运动时间为 3～5 小时。
可以选择太极、普拉提、慢走等运动。运动后进行四肢按摩，有助于去除水肿。

饮食

在月经期间想吃甜食时，可以吃些黑糖配上姜，有助于排出经血；适当多喝些豆浆，有利于减肥瘦身。

禁忌

1. 禁烟酒及辛辣食物。
2. 忌生冷、寒性食物，少吃酸味食物。
3. 多喝水，补充水分；补充铁及蛋白质。
4. 运动强度及时间都不要过量。

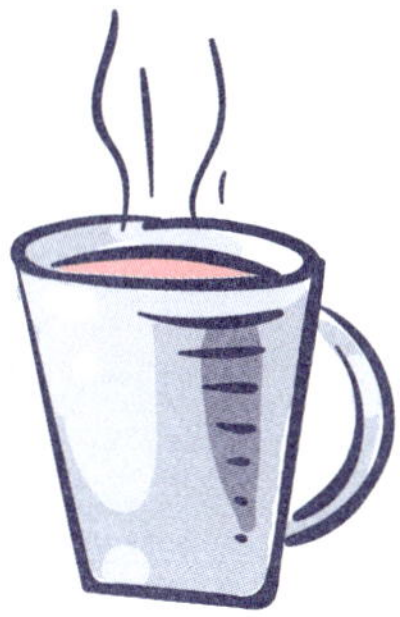

卵泡期：身体和心情都变得轻松（月经结束的第 2 天～排卵日前 1 天）

卵泡期小档案	起止时间：一般为月经来后第 8～13 天 减肥成功指数：★★★★★ 身体状态：处于最佳阶段，身体轻盈，有活力 心理状态：心情愉悦、充满自信 皮肤状态：光泽有弹性，气色好 受孕可能性：逐渐提高	
卵泡期身体指数大解密	激素变化	月经结束后，雌激素分泌逐步升高，进而达到顶峰。雌激素会刺激子宫内膜增生变厚，促进卵泡成熟，进而排卵。此时体内的雄激素水平也处于最高水平
	身心变化	此时是女性身心感觉最佳的时候，新陈代谢快、消化吸收好，皮肤光泽有弹性，身体充满活力。此外，如果需要做妇科方面的检查，最好利用这个阶段
滋补肝肾	这个阶段的生理特点是“经净后血海空虚”，因此滋补肝肾能够填补经期消耗的血液。煲汤时可添加一些滋阴养血、滋补肝肾的枸杞子、女贞子、桑葚等	

减肥冲刺期：此时雌激素逐步升高，新陈代谢速度快

此阶段是减肥的最佳时机。月经结束后的这段时间正是补气行血的好时机，补充必要的营养素，调整生活作息，温和而不过度地限制饮食，积极进行体育锻炼，这段时间的瘦身努力可以看到显著成果。

减肥方案

运动

建议运动时间保证在 7 小时以上。
对于想要减轻体重的人来说，可以选择跑步、游泳、骑自行车等易于消耗热量的运动。

饮食

减少高热量、高脂肪食物的摄入，多吃一些有利于消化及代谢的食物，如冬瓜、芹菜等。

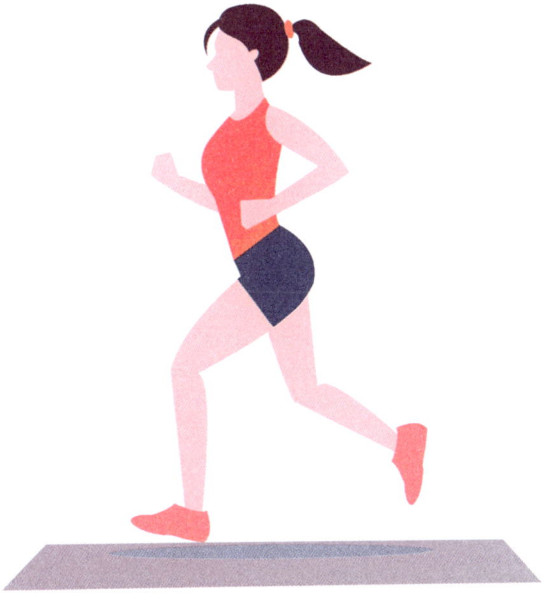

排卵期：激素分泌产生巨变（月经开始后的第 14～20 天）

排卵期 小档案	起止时间：一般为月经来后第 14～21 天 减肥成功指数：★★★★☆ 身体状态：开始进入敏感期，可能出现轻微不舒服 心理状态：紧张，情绪不稳定 皮肤状态：皮脂分泌开始不平衡 受孕可能性：高	
排卵期 身体指数 大解密	激素 变化	随着卵泡逐渐发育成熟，接近成熟时卵泡开始分泌大量的雌激素，对下丘脑和垂体产生反馈作用，二者协同作用，促使成熟卵泡排卵。排卵后，雌激素水平降低，孕酮水平持续升高，血流量增加，体温上升，进入生理调整期。黄体酮会刺激子宫黏膜内的腺体生长，使子宫充血，内膜增厚，为受精卵的着床做好准备。孕酮也会促进乳腺小叶成长，使流经乳房组织的血液增加，乳房有胀胀的感觉
	身心 变化	此阶段，由于子宫内膜开始充血增生，可能偶尔会感到轻微的腹痛。皮肤的平衡状态也改变，油脂分泌与黑色素的分泌呈上升状态，变得容易长痤疮。而且因为黄体酮水平逐渐升高，会出现精神状态不稳定、容易紧张焦虑的情况。身体代谢率也因激素波动降低，容易便秘或下半身水肿
温阳活血	可以在第二阶段的基础上，加一些温阳活血的药材，如丹参、肉桂等	

减肥平台期：整体减肥成效比卵泡期缓慢

由于身心受到孕酮的影响，皮肤状态开始变得不稳定，可能会出现黑斑、痤疮，而且食欲大开。随着接近黄体后期，身体的代谢能力逐渐降低，体重下降速度也开始变慢。因此，这个阶段的整体减肥成效会比卵泡期缓慢。

减肥方案

运动

建议一周保持 6 小时以上的运动时间。

可以选择跑步、有氧操以及一些器械类运动，也可以进行户外运动，比如爬山、马拉松等。

饮食

多吃富含膳食纤维的食物，如蔬果、全谷物等。摄入足够的膳食纤维，可促进肠胃蠕动，有助于缓解便秘。

可以吃些动物肝脏、瘦肉等富含 B 族维生素的食物，有助于调整出现的情绪问题。

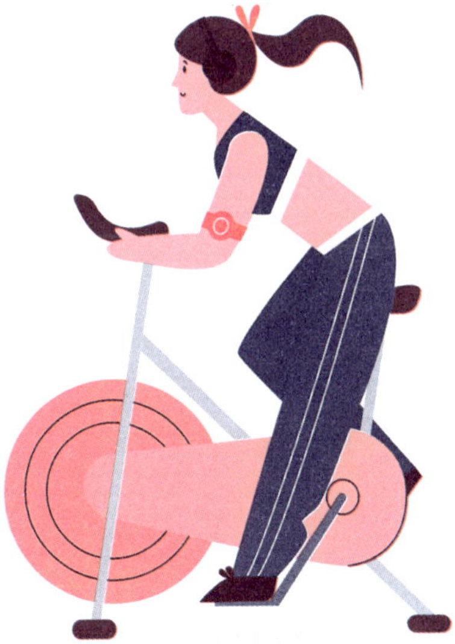

黄体期：可能比生理期更让人难受（月经开始后的第 21～28 天）

黄体期小档案	起止时间：一般月经来后第 22～28 天 减肥成功指数：★★★★☆ 身体状态：新陈代谢变慢，出现水肿、便秘等症状 心理状态：情绪最不稳定，敏感焦躁，易怒 皮肤状态：皮肤油腻、毛孔粗大，易形成痤疮、黑斑 受孕可能性：低	
黄体期身体指数大解密	激素变化	孕酮的分泌在黄体后期达到高峰，但若没有成功受孕，此时的黄体会退化，孕酮也随之下降，原本充血增厚的子宫内膜会开始剥落。这期间，有些人会出现水肿、便秘的情况
	身心变化	此阶段，皮脂分泌旺盛，皮肤容易长痤疮；身体处于黄体酮升高又降低、雌激素水平维持在低位的激素不稳定期，会有容易紧张焦虑、情绪暴躁、失眠等不适症状。易出现经前期综合征（PMS）
备注	这个阶段，由于水肿、便秘等症状，体重会有所增加，这是正常的，千万不要为了减肥而饿肚子，这样反而会导致身体的新陈代谢变慢。而且，由于情绪不稳定，容易出现暴饮暴食的现象，此时应尽量放松心情，避免压力过大	
健脾补气	这个时期应注意保暖，不要受凉，不要吃冰激凌、冷饮等寒凉食物，可以喝些山药粥，以健脾、补肾气	

减肥缓慢期：以控制食欲、消除水肿为原则

几乎所有女性在月经来的前几天会发现自己手脚水肿、体重明显上升，甚至食欲旺盛，有些人会伴随头痛、腹胀、恶心，更有些人会情绪暴躁不安，这些都是经前期综合征的典型症状。此时减肥的速度会明显停滞，务必要以平常心对待，以控制食欲、消除水肿为原则。

减肥方案

运动

这段时期容易疲倦，但最好还是保持一周 3 小时的运动时间。

游泳、瑜伽都是不错的选择，每天进行 30 分钟的瑜伽，缓解身心疲惫，释放压力，促进血液循环。

饮食

月经来潮前一周的饮食宜清淡，多吃肉、蛋、豆制品等高蛋白食物，多吃绿叶蔬菜和水果，也要多饮水，以保持大便通畅，减少骨盆充血。

在此阶段的后几天，可吃些易消化的食物，如小米粥、薏米粥等。

禁忌

忌食过咸的食物，以免体内水钠潴留，出现水肿、头痛等症状。建议在月经来潮前 7 天开始吃低盐食物。

这期间虽然食量增大，但无须刻意节食。做到不吃零食及油炸食品，睡前不吃夜宵，就是控体重的有益选择。

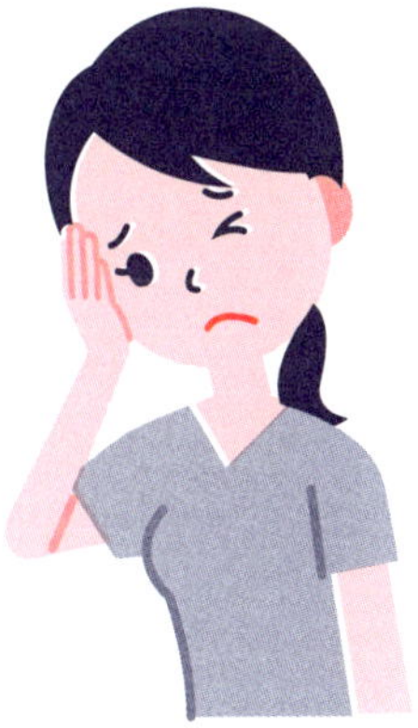

或许你经常听中医说："只要月子坐得好，妇科毛病多半都会消失。"的确，坐月子是女性一生中调理体质，"脱胎换骨"的好时机。但如果没有调理好，过去不曾发生的症状也可能出现，特别是腰痛、腰酸。

另外，月子期间服用生化汤不足，造成子宫血瘀，之后来月经也会产生腹部疼痛；养育子女加上忙碌、压力过大或心情起伏，导致肝气郁结，气行不顺，也会出现痛经。因此，应该这样说：生育后坐好月子，调养好子宫环境与自身体质，才能有效改善痛经。

当然，还有许多女性会问："我是在月子中心坐的月子，怎么还是会痛经呢？"虽然月子中心给产妇提供了一个舒适的坐月子环境，让妈妈得以好好休息，养足精神和体力，但调理子宫是一项专业技能，不是在月子中心吃一些大补汤就代表子宫调理好了。错误理解坐月子的目的与方式，反而会加重日后月经期的各种症状，可能会增加生殖系统疾病的发生。

错过了坐月子好时机，还有机会改善痛经吗

如果已经错过了坐月子的时间，仍然可以通过一些方法来改善痛经。

1. 保持良好的饮食习惯。可以从现在开始逐渐调整饮食，保证营养均衡，尽量避免油腻、辛辣等刺激性食物。如果痛经的症状较轻，可以通过热敷腹部的方式进行缓解。如果痛经的症状较为严重，可以在医生的指导下服用益母草颗粒、艾附暖宫丸等药物进行调理。

2. 适当运动。运动可以帮助促进身体的新陈代谢和血液循环，从而促进恢复。在身体状况允许的情况下，可以进行瑜伽、普拉提等低强度的运动。

第2章

呵护女性『私密花园』，轻松应对常见妇科病

学会自检法，确保乳房、子宫、卵巢的健康

在家自检乳房是否健康

虽然很多女性都有乳房保健的意识，但因工作繁忙、生活压力等，很少有人定期去医院做乳房检查。这时在家进行乳房自检就凸显出了重要意义，乳房自检可以让女性及时了解乳房状态，预防乳腺疾病的发生。

把双乳看做一个整体，可以分为以下四个区域。

内上象限　内下象限　外上象限　外下象限

以左侧乳房为例，在进行乳房自检的时候，应全面检查，并且需延伸到腋前，避免漏诊。

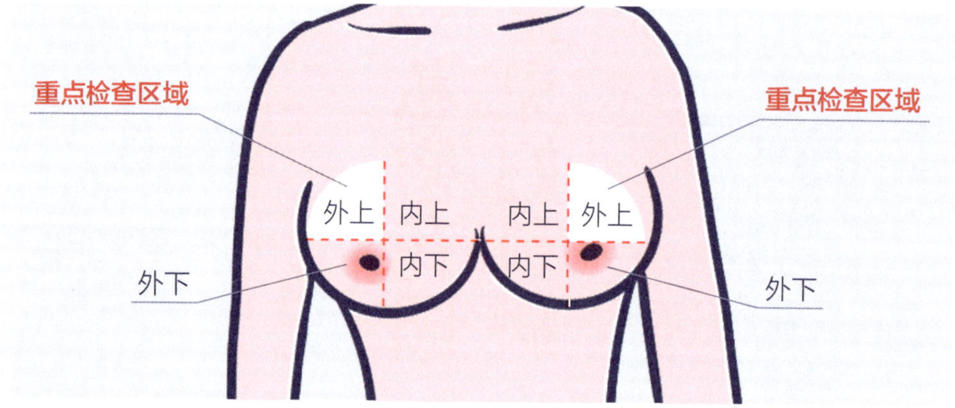

照镜自检

裸上身站立，双手高举过头顶，对镜自照，仔细查看。

1. 双乳形状是否有变化。
2. 皮肤有无红肿、皮疹、褶皱等异样。

3. 乳头是否在同一水平线上。

4. 乳头是否有抬高、回缩凹陷等现象。

5. 轻压乳头是否有分泌物。

乳房自检的时间最好安排在月经结束后的第3~7天。因为随着月经的结束，激素对乳腺的影响变小，乳腺会处于相对静止状态，乳房会更柔软，如果有病变比较容易被发现。

自测：你的卵巢还好吗

在很多人的认知中，卵巢出现问题只是不来月经。其实没那么简单，因为卵巢不仅会产生并排出卵子，还会分泌多种激素（如雌激素、孕激素等），而这些激素与生殖系统、骨骼系统、心脑血管系统密切相关。因此卵巢一旦有问题，不但容易衰老，全身健康问题都会随之而来。

早发性卵巢功能不全的标准是：年龄＜40岁；月经稀发或停经至少4个月以上；至少2次促卵泡激素（FSH）>25单位/升（间隔>4周）雌激素水平波动下降。

除了以上的诊断标准，也可以通过以下的表格作为自测手段。

女性卵巢早衰自测表（Kupperman改良评分）

症状	基本分	评分程度				症状得分
		0分	1分	2分	3分	
潮热及出汗	4	无	<3次日	3~9次/日	≥10次/日	
感觉障碍	2	无	与天气有关	平常有冷、热、痛、麻木	冷、热、痛感丧失	
失眠	2	无	偶尔	经常，服安眠药有效	影响工作生活	
易激动	2	无	偶尔	经常，能克制	经常，不能控制	

续表

症状	基本分	评分程度				症状得分
		0分	1分	2分	3分	
抑郁及疑心	1	无	偶尔	经常，能克制	失去生活信念	
眩晕	1	无	偶尔	经常，不影响生活	影响日常生活	
疲乏	1	无	偶尔	上四楼困难	日常活动受限	
骨关节痛	1	无	偶尔	经常，不影响功能	功能障碍	
头痛	1	无	偶尔	经常，能忍受	需治疗	
心悸	1	无	偶尔	经常，不影响生活	需治疗	
皮肤蚁走感	1	无	偶尔	经常，能忍受	需治疗	
泌尿系感染	2	无	偶尔	>3次年，能自愈	大于3次/月，需服药	
性生活状况	2	正常	性欲下降	性交痛	性欲丧失	
症状得分 = 症状基本分 × 评分程度，总分 = 各症状得分相加						

注：该表引自国际上改良的Kupperman评分法，即是临床及研究工作中常用的，检测更年期症状严重程度的自测表。

方法

例如，偶尔有潮热出汗、经常失眠、偶尔易激动的症状，那卵巢功能评分为：4×1+2×2+2×1=10分。

结果说明

总评分高于8分：卵巢功能开始衰退。

总评分高于19分：卵巢功能衰退较严重。

总评分高于31分：卵巢功能衰退非常严重。

如果女性朋友发现自己的卵巢功能有较轻微的衰退现象，可以通过调整日常生活起居、饮食结构及加强体育锻炼等来改善。若卵巢功能衰退症状非常严重，或身体感到严重不适，应及时就医诊断。

子宫、卵巢受损，身体会发出 3 种信号

子宫和卵巢，是女性独有的身体器官，它们是女性孕育生命、维持女性健康与美丽的载体。子宫和卵巢受损时会发出信号，女性平时应多警惕身体发出的以下 3 种信号。

气色不好

正常的气色通常是红润且饱满的，当面色发黑、泛黄、无光泽时，说明卵巢分泌雌激素的功能受损。

大夫提示

气血充足、卵巢能正常分泌雌激素的女性往往气色都不错。气色不好的女性可以多吃补气养血的食物，如大枣、桂圆、枸杞子等。

小腹突然变大

子宫、卵巢发生病变，导致其发炎、肿大等，就可能出现小腹突然变大。用手按压还会感觉小腹有包块及明显疼痛，这可能是子宫肌瘤、多囊卵巢综合征等疾病所致。

大夫提示

建议多动起来，做适量的运动或家务，同时，规律饮食，避免暴饮暴食等。如果腹部有明显疼痛，建议去医院做仔细检查，切忌随便用药。

小腹经常发凉

有些女性贪凉，经常吃寒凉食物，如冰激凌、冷饮等，进而导致宫寒。

大夫提示

小腹经常发凉一般是宫寒，在饮食上要少食生冷，在日常生活中要注意保暖、避免着凉。

这些坏习惯让乳房、子宫、卵巢很受伤

情志不畅

情志就是指人的七情，是身体对于外界环境刺激产生的不同情绪反应。通常情况下，情志能够协调生理功能，但如果超出了身体正常承受的范围，就会损伤身体。例如，经常生气会造成肝气郁结，时间久了就容易导致患乳腺增生，甚至乳腺癌等疾病；因工作压力巨大或是家庭变故等产生的不良负面情绪容易引起卵巢早衰，加剧衰老的速度。

因此，建议女性发现情志不畅时应及时调节，开心地度过生命的每一天。

久坐不动

久坐不动不仅影响女性体态，导致乳房下垂，还会使盆腔充血，使子宫、卵巢等气血循环不畅，诱发宫颈炎、卵巢早衰等。

因此，建议女性平时避免久坐，坐在电脑前超过 1 小时就站起来走两圈。

不注意性生活卫生

不洁性生活史、过早性生活、多个性伴侣等易导致病原体经阴道进入子宫，从而引起炎症，如阴道炎、宫颈炎、盆腔炎等，也会影响卵巢的排卵功能。

因此，建议女性在进行性生活时保持卫生，避免在经期进行性生活。

长期穿紧身衣

女性天生爱美，为了美丽，女性有时会穿过紧的塑身衣或者内衣。但如果长期穿过紧的塑身衣或内衣，会压迫卵巢、子宫、乳房，导致其发育受限，进而诱发相关疾病。

女性应为自己选择舒适宽松的棉质内衣，让身体各个器官自由呼吸，这才是爱自己的表现。

乳腺增生、结节、囊肿，需警惕但不必过分关注

根据月经周期来判断乳腺增生的程度

乳腺增生是女性常见病，很多女性感觉到乳房胀痛后就特别紧张地来就诊，但十有八九都是乳腺增生，并无大碍。日常注意调节心情，不管是工作还是生活都要劳逸结合，多运动，定期检查就可以了。

轻微的乳腺增生是不需要吃药的，如果没有进行过内分泌系统的全面检测，最好不要随意服用抗雌激素药物。

乳腺增生一般在月经前会表现得比较明显，因此可以根据月经周期乳房胀痛程度来判断乳腺增生的程度。

轻微

月经前乳房胀痛1~2天。

中度

月经前7~8天就开始胀痛。

重度

从排卵期就开始疼痛，或者一碰就疼得受不了。这种情况要及时就医。

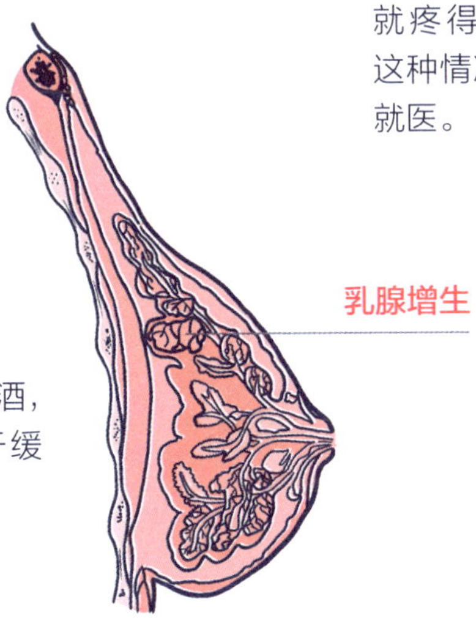

清淡饮食，忌烟、酒，放松心情，有助于缓解乳腺增生症状。

并非所有乳腺增生都会疼痛

门诊举例

史女士，31岁，在体检的时候发现有乳腺增生，当时她什么感觉都没有，而且也没有影响生活，索性就不去管它了。过了三个多月，史女士觉得乳房有硬块。她根据医生的建议，多运动、注意饮食、调节情绪，一段时间去医院复查发现乳腺增生居然消失了。

乳腺增生的诱因

1. 饮食不规律或营养不良等导致内分泌失调，使雌激素分泌过多，刺激乳腺过度增生。

2. 工作、生活、压力过大等造成精神紧张、易生气等。

3. 服用避孕药、促排卵药物等激素类药物等。

4. 在哺乳期由于激素的作用，也可能会出现乳腺增生。

乳腺增生有疼痛感吗

初期乳腺增生的主要表现为乳房胀痛及硬块。但并不是所有的乳腺增生都会引发疼痛，有一些乳腺增生仅出现乳房硬块，即局部腺体弥漫性增厚，其硬块呈颗粒状、结节状或片状、大小不一、质韧而不硬。

乳腺增生没有疼痛感需要治疗吗

乳腺增生没有疼痛感，一般不需要治疗，但应视具体情况而定，不应轻视。患者应及时到医院做鉴别检查，如果为一般性不疼的乳腺增生，仅需遵医嘱定期到医院复查即可；如果诊断为乳腺纤维腺瘤或乳腺癌时，则需根据医生的建议选择治疗手段。

乳腺结节也分级，看看你属于哪一级

大多乳腺结节是良性的

乳腺结节是一种症状，发生于乳腺增生及乳腺肿瘤性疾病。良性结节的活动度良好，其与周围组织无粘连，镶嵌在组织间，来回推动不会引起皮肤凹陷。

良性结节经常让人感觉疼痛，这种情况于月经前期发生或加重，月经来潮后减轻或消失。而恶性结节则很少有疼痛感，它们就像杏核一样出现在胸部，与周围组织界限不明显。

乳腺结节癌变的概率极低

发现乳腺结节后，一般会根据 BI-RADS（美国放射学会的乳腺影像报告和数据系统）分级法将乳腺病变分为 0～6 级，级别越小离癌越远。4 级以下为恶性的可能性较低，一般是良性病变。需要注意的是，超声检查不能绝对区分乳腺结节的良恶性，确诊乳腺癌还需要进行病理学检查。对于 35 岁及以上女性或有乳腺癌高危因素者应定期进行乳腺癌筛查。

分级标准

- 0 级 ▸ 无异常
- 1 级 ▸ 轻度增生
- 2 级 ▸ 存在良性病变，比如增生或者囊肿
- 3 级 ▸ 良性结节，恶性风险低于 2%
- 4 级 ▸ 又分为 4a、4b 和 4c 级。恶性风险逐级升高
- 5 级 ▸ 恶性风险跃升到 95% 以上
- 6 级 ▸ 病理诊断为乳腺癌

如何预防乳腺结节

1. 养成良好的生活习惯，适量运动，少熬夜，戒烟酒，避免长期服用避孕药和激素类药物。

2. 注意均衡营养，多吃新鲜蔬果、谷物等天然的食物，避免食用含有激素的保健品和食物。

适时婚育、哺乳有助于预防乳腺增生

为什么适时婚育有助于预防乳腺增生

妊娠与哺乳是女性的正常生理功能，对乳腺功能是一种生理调节，有助于预防乳腺增生。女性在怀孕后，孕激素分泌充足，乳房内所有的腺体都会增大，即怀孕能帮助保护、修复乳腺。哺乳能帮助乳腺充分疏通，不易出现增生。

分娩后哺乳还具有其他意义

有研究表明体内雌激素增高，与乳腺癌的发生成正相关，哺乳能够使产妇体内的雌激素水平快速恢复，从而预防乳腺癌的发生；哺乳还能够减少急性乳腺炎、乳腺增生等良性病变，从而减少患乳腺癌的可能性。

喝玫瑰花茶，对缓解乳腺增生疼痛有帮助

呈周期性疼痛的乳腺增生

乳腺增生会出现周期性疼痛，月经前比较明显，月经消失后会得到缓解。当疼痛比较明显时，可以遵医嘱进行药物治疗，比如逍遥散、乳癖消片、小金丸，以起到软坚散结、活血化瘀的效果。除药物治疗外，还可以喝玫瑰花茶。

这样做有助于降低乳腺增生的发病率

保持好心情

情绪平稳会使身体激素分泌水平保持正常，心烦气躁、焦虑抑郁的时候，不妨停下来发一会儿呆、看一看风景或者做其他事情来转移注意力。

保持规律饮食、营养搭配均衡

多吃杂粮、蔬果等，切忌暴饮暴食、高脂高糖饮食。

喝玫瑰花茶，缓解乳腺增生疼痛

中医认为，玫瑰花有理气解郁、活血散瘀、调经止痛的作用，经常喝玫瑰花茶，可以促进血液循环，有助于缓解乳腺增生疼痛，并且还能美容养颜，让皮肤变得光滑细腻。

玫瑰花茶

食材

玫瑰花 10 克，枸杞子 5 克。

做法

玫瑰花、枸杞子用水洗净，加入沸水，加杯盖浸泡 5 分钟，即可饮用。

玫瑰花最好不要与茶叶泡在一起喝，因为茶叶中有大量鞣酸，会影响玫瑰花舒肝解郁的功效。

乳房肿块，金橘叶茶可疏肝解郁

为什么会出现乳房肿块

1. 女性思虑过多、忧郁愤怒、脾气大等导致肝气郁滞，就会出现乳房肿块。

2. 女性内分泌失调、阴阳失衡导致出现乳房肿块。

3. 卵巢、子宫病变也会诱发乳房肿块。

这样做有助于远离乳房肿块

1. 每天保持放松的心情，以平和心态看待身边的大小事，可以看些自己感兴趣的书、做些自己喜欢的事。

2. 适度运动、坚持运动。结合自己的情况，每周给自己安排合适的运动，可以使气血调和，身心愉悦。

3. 常吃温热食物，如红糖、大枣、生姜等。在寒冷季节，做好保暖，也可以贴暖宝宝保护子宫和卵巢。

金橘叶茶有助于疏肝解郁

推荐一个疏肝郁肝气的小偏方——金橘叶茶。金橘叶味辛苦，性微寒，有疏肝解郁、开畅胃气、理散肺气的功效，适用于肝郁气滞引起的乳房良性肿块，有助于调理乳房肿块、乳腺炎等。

金橘叶茶

食材

金橘叶 30 克。

做法

金橘叶放入砂锅，加水浸泡 30 分钟后煮 15 分钟，用洁净纱布过滤、去渣，取汁饮用。

用法

每日饮 1 次。

蒲公英汁，解毒散结效果好

女性朋友不要一看到“乳腺结节”这个名称就以为自己得了病，其实乳腺结节不是疾病的名称，而是一种症状，它表现为乳房处的小肿块。乳腺结节可能会出现于乳腺增生、乳腺纤维腺瘤、乳腺炎、乳腺癌等疾病。

与外源性雌激素的刺激导致内分泌失调有关，如服用含雌激素的药物或者护肤品等。

生活压力大、家族遗传史。

不良生活习惯，如熬夜、不合理的饮食结构等。

判断一下你是哪种结节

1. 乳腺增生所表现的结节通常在双侧乳房都能摸到，并在月经来潮前会更加明显，且伴有乳房胀痛等现象，月经后疼痛缓解，结节的质地会变软甚至消失。

2. 浆细胞性乳腺炎的结节多在乳晕下，表现为质地硬且韧，边界模糊，与皮肤有粘连且结节范围扩大，会出现红肿、疼痛、化脓溃破、乳头凹陷等现象。

3. 乳腺纤维腺瘤的结节一般表现为单个的，摸起来像一个活动性好的、光溜溜的玻璃球。

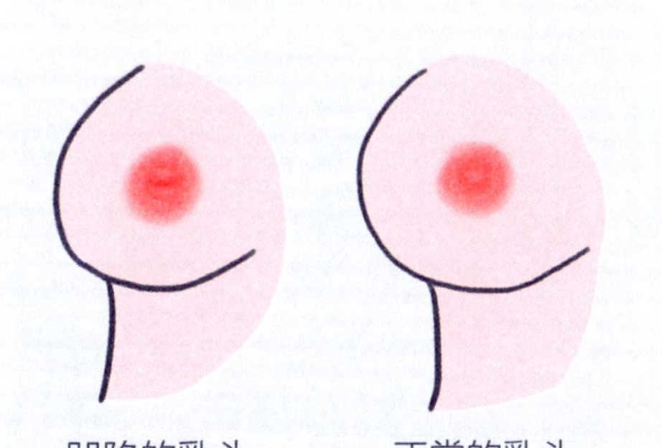

凹陷的乳头　　正常的乳头

4. 乳腺癌的结节一般没有痛感，发现时已经较大，结节形状多样，表面不平整，质地也不同，多数摸起来像石头一样硬，也有的摸起来较软，甚至有囊性之感。一旦发现异常应及时就医。

试一试蒲公英汁，清热解毒、散结解瘀

调理乳腺结节以消肿散结为主，推荐的蒲公英汁就有此效果。蒲公英味甘、苦，性寒，入肝、胃经，有清热解毒、散结解瘀的功效，适用于乳腺炎热毒炽盛者。

蒲公英汁

食材

蒲公英 40 克，地丁 20 克，天冬 15 克，蜂房 10 克。

做法

上述药材用水煎煮，去渣取药液；再加清水煎 1 次，合并药液即可。

用法

每日 1 剂，分 2 次服用。

如何预防和调理乳腺结节

1. 舒畅心情、平和心态是“良药”。避免抑郁、发脾气。

2. 饮食结构莫单一。避免高脂肪、高蛋白、高热量的摄入。

3. 坚持锻炼身心佳。每周至少坚持 150 分钟的中强度锻炼，可以进行慢跑、游泳、骑自行车等。

4. 保证充足的睡眠。

5. 不滥用外源性雌激素。乳腺结节者虽能用雌三醇乳膏，但需要在医生的指导下进行使用。

乳房胀痛、发炎，这样自查告别焦虑

看看你属于哪种乳房胀痛

生理性

乳腺是雌激素的靶器官，经历着周期性变化。因此，青春期乳房发育、经前胀痛、孕期胀痛等均为生理性胀痛，无须过多处理。

哺乳期乳腺炎

发病人群主要为哺乳期女性，主要原因为乳汁淤积及细菌侵入，此时乳房胀痛的特点为乳房持续性剧烈疼痛。乳房出现红、肿、热，进而全身出现寒战、高热。哺乳期乳腺炎需及时诊治，早期通过抗炎治疗和排乳可取得较好效果。

乳腺增生

乳腺增生的发病年龄多在 20 ~ 50 岁。这种疼痛一般由激素刺激乳腺导管扩张、组织增生修复不全、局部水肿所致。轻、中度患者只要改善生活习惯，症状会自行消失。疼痛影响工作和生活时可进行药物治疗。

乳腺癌

很多女性察觉不到早期乳腺癌乳房的变化，甚至出现紫色或红肿的肿块时还是感觉不到疼痛。乳腺癌如果继续发展，乳房会出现溃烂的情况。患者往往难以接受，此时患者应该积极配合医生治疗，家属朋友也要给予患者信心和勇气。

乳房胀痛查找原因，对症用药缓解

乳房胀痛的常见原因有以下这 3 点。

原因 1

长期熬夜

经常熬夜会造成内分泌失调，激素分泌水平异常，从而出现乳房隐隐作痛、肿胀等症状。所以，平时应避免熬夜，做到规律作息，注意劳逸结合。

原因 2

乳腺炎

乳腺炎的发生通常与外伤、吸烟、卫生习惯等因素有关，患病后细菌侵袭乳腺组织，可能会出现发红、肿胀、疼痛等症状，甚至会出现肿块。此时应在医生指导下使用甲硝唑、头孢拉定、罗红霉素等药物进行治疗。

原因 3

乳腺增生症

乳腺增生通常与不规律饮食、焦虑抑郁等因素有关，出现疼痛、结节、肿块、乳头溢液等症状。建议在医生指导下使用枸橼酸他莫昔芬片、乳癖消片、小金丸等药物治疗。

除以上常见原因外，还有可能是乳腺癌等疾病引起的，应予以重视。乳房胀痛时应该穿宽松的胸罩，避免过度劳累，并且应该积极配合医生治疗。

这样做可以缓解乳房胀痛

1. 穿戴适合自己的、舒适的、棉质胸罩；对人、事、物保持平和的心态，勿过度劳累；规律生活、控制体重；合理膳食，保持大便通畅。
2. 不要滥用抗生素或避孕药等来缓解乳房胀痛。
3. 保持乳房卫生，每天用温水清洗乳房及乳头周围皮肤。

乳腺炎有 3 个阶段，早判断、早治疗

乳腺炎是一种临床常见病、多发病，任何年龄段女性均可发病。最常见于哺乳期女性，通常发生在分娩后前 3 个月。非哺乳期女性发生的乳腺炎，除需结合临床症状与乳房检查外，还需要进行乳腺 X 线检查和超声检查，以排除其他疾病。

如何判断是不是乳腺炎

根据症状判断	根据辅助检查判断
• 乳房局部疼痛、发红、发热 • 寒战、高热、脉搏加快 • 病侧淋巴结肿大、压痛 • 若有脓肿形成，局部可有波动感	• 血常规：白细胞计数明显增高 • 超声检查：部分患者存在脓肿 • X 线检查：排除其他疾病

乳腺炎的 3 个阶段

1. 初起阶段。

常有乳头皲裂，哺乳时感觉乳头刺痛，伴有乳汁淤积不畅或有结块，有时可有 1～2 个乳管阻塞不通。继而乳房局部肿胀疼痛，结块或有或无，伴有压痛。

2. 成脓阶段。

患乳肿块不消或逐渐增大，局部疼痛加重或有搏动性疼痛。至乳房红肿热痛第 10 天左右，乳房肿块中央渐渐变软，按之有波动感，局部浮肿发热，压痛明显，有时脓液可从乳头中流出，全身症状加剧。

3. 溃后阶段。

当急性脓肿成熟时，可自行破溃出脓，或手术切开排脓。若脓出通畅，则局部肿消痛减，发热等症状消失，疮口逐渐愈合。

乳腺炎的治疗

如果发现有乳腺炎症状，需要立即就诊，及时治疗能够防止感染的加重。

乳腺炎的治疗

抗菌药物

如青霉素、头孢菌素、阿奇霉素等，以控制感染。

手术

若存在乳房脓肿，单纯使用抗菌药物效果不佳，应及时手术切开引流。

止痛药

如对乙酰氨基酚或布洛芬等，以减轻疼痛。

排空乳汁

通过哺乳或吸奶器促进淤积的乳汁排出。

乳腺炎的预防

1. 哺乳后将乳汁排空，如有乳汁淤积，可通过按摩或用吸乳器排尽乳汁。
2. 乳头有破损或皲裂要及时治疗。
3. 注意婴儿口腔卫生。
4. 哺乳后用温水、肥皂水洗净两侧乳头。

乳腺炎初期，可以用蒲公英外敷

乳腺炎常发生在哺乳期，主要原因有以下几种。

乳汁淤积

乳头发育不良、乳汁过多、婴儿吸乳少、乳管不通等。

细菌入侵

乳头破损或皲裂、哺乳姿势不当、不注意乳头卫生等。

其他危险因素

哺乳期情绪不佳导致的肝郁胃热、饮食不当、穿紧身文胸、有乳腺炎病史等。

这样做有助于预防乳腺炎

1. 新妈妈应学会使用正确的哺乳姿势。可以将一只手的大拇指置乳房上部，其余四指在乳房下部托住乳房帮助宝宝衔接。
2. 休息时避免乳房受到压迫，应穿戴舒适合身的内衣。
3. 乳腺炎初期可以继续哺乳，新妈妈应规律哺乳或定期排空乳房。
4. 保持乳房清洁，喂奶时清洗乳头、婴儿口腔及乳房周围。
5. 保持身心舒畅、休息充分、饮食合理。

蒲公英外敷，清热消炎

蒲公英有解毒消肿、散结止痛的功效，中医常用来外敷或内服以治疗各种硬结和炎症。

蒲公英外敷

材料

蒲公英 5~10 克。

做法

取鲜蒲公英捣烂，加适量凉白开调成糊状，直接敷于肿胀疼痛处，厚 0.5~1 厘米，外覆保鲜膜，可以用胶带包扎固定，每日换药 1 次。

乳腺肿瘤不一定是癌，但要早诊早治

如可以早期发现，90% 以上的乳腺癌能治愈

乳腺癌其实没那么可怕

目前，乳腺癌的发病率很高，而且呈年轻化趋势。但乳腺癌长在体表，比较容易被发现，且已有很好的治疗手段，乳腺癌早期发现，通过手术治疗、化疗、放疗、内分泌治疗、分子靶向治疗和免疫治疗等手段，治愈率可达 90% 以上。

四种乳腺检查的秘密

	自检	观察及触诊	B 超检查	钼靶检查
方法	左手抬高于脑后，右手中指和无名指并拢按顺时针方向检查左侧乳房。用同样的方法检查右侧。如发现硬块先不要慌张，判断下它是否会随着月经周期变大变小，如果一直没有变化，建议去医院检查	医生通过观察及触诊判定可能存在的肿块	有可疑肿块应进一步检查	乳腺癌高危人群建议从 40 岁进行乳腺钼靶检查。尤其是有家族病史的女性，应早 10 年定期进行钼靶检查
频次	20 岁以后，每月 1 次。月经后 7~10 天自检最佳	20~39 岁，每 1~3 年进行 1 次临床检查；40 岁以上，每年进行 1 次临床检查	建议 20~40 岁的女性每年做 1 次	40 岁以后，建议每年做 1 次

活检才是确诊乳腺癌的“金标准”

进行乳腺癌的诊断时，如钼靶及超声检查发现乳腺肿块恶性风险较高，医生就会建议活检，以进一步通过病理学检查确诊。

有没有必要进行活检

活检是为了明确乳腺肿块的性质，以做出进一步的判断和治疗。如遇到高度怀疑为乳腺癌的情况，影像学检查 BI-RADS（美国放射学会的乳腺影像报告和数据系统）乳腺结节分级法显示为 4 级或 5 级，需明确肿块生物学特征以指导后续用药或者手术。

做乳腺穿刺活检前的注意事项

1. 详细告知医生身体状况。

检查之前，需要详细告知医生近段时间的身体状况，是否存在既往病史、晕血、手术史以及现在服用的药物等，以确定是否可以进行穿刺活检。

2. 完善其他检查。

比如血常规、凝血功能、乳腺超声检查或钼靶检查等。

3. 保持情绪稳定。

缓解紧张情绪，保持心态稳定，消除个人顾虑，用良好的心态接受检查。

“小酒窝”可能是乳腺癌的早期症状

乳房表面出现了“小酒窝”，在临床上被称为“酒窝征”。乳房韧带的纤维结构被癌细胞浸润后收缩，牵拉皮肤而出现的凹陷，这很可能是乳腺癌的早期症状。

乳腺癌的临床表现有哪些

早期乳腺癌往往不具备典型的症状和体征，不易引起重视，常通过体检或乳腺癌筛查发现。

乳腺肿块	多为无痛性，少数伴有不同程度的隐痛或刺痛。患者常无意中发现乳腺肿块，多为单发、质硬、边缘不规则
乳头溢液	包括生理性及病理性溢液，乳头溢液原因很多，常见疾病有导管内乳头状瘤、乳腺增生、乳腺导管扩张症和乳腺癌。单侧血性溢液应及时进一步检查，若伴有乳腺肿块更应重视
皮肤改变	皮肤牵拉凹陷，使皮肤出现“酒窝征”；若癌细胞侵入乳腺皮下淋巴管引起堵塞，会导致淋巴水肿，在皮肤上出现橘皮样改变；乳腺癌晚期可形成质硬的“卫星结节”
乳头、乳晕异常	乳头回缩或抬高；乳腺湿疹样癌，表现为乳头皮肤瘙痒、糜烂、破溃、结痂、灼痛，可致乳头回缩
腋窝淋巴结肿大	乳腺癌初期可出现同侧腋窝淋巴结肿大，质硬、散在、可推动，随着病情发展，淋巴结逐渐融合、粘连、固定。晚期可在锁骨上和对侧腋窝摸到肿大的淋巴结

女性应定期自检乳房，一旦发现肿块、溢液、“小酒窝”或橘皮样皮肤等情况，应及时就诊，做进一步检查。

橘皮样改变是乳腺癌的晚期表现

当乳房皮下的淋巴管被肿瘤堵塞，淋巴液滞留时，会出现真皮水肿。由于毛囊处的皮肤与皮下组织紧密连接，不会随周围皮肤一同肿胀，皮肤毛囊处会出现很多点状凹陷，使皮肤表面像橘皮一样。

一般来说，乳腺癌到了晚期才会导致这个变化。当然，橘皮样改变也可见于炎症。

关于乳腺癌的传言

传言 1

经常喝豆浆会诱发乳腺癌吗？

经常喝豆浆不仅不会使乳腺癌的发病率升高，反而还有助于预防乳腺癌。豆浆中富含大豆异黄酮，这种植物性雌激素会随着人体雌激素的变化而做出双向调节，其既能为人体补充雌激素，又能较好地控制雌激素的含量，使其保持在一定水平。

传言 2

40 岁以上才会得乳腺癌？

乳腺癌的确更容易发生在 40 岁以上的女性，但这并不意味着年轻女性不会患乳腺癌。因此，各年龄段的女性都应该重视乳腺的保养。

传言 3

胸大更易得乳腺癌吗？

乳房大小与乳腺癌无关。乳腺的腺体量其实相差不大，乳房的大小取决于脂肪量。因此，这个说法是不科学的，不可信。

5 大“减法”可大大降低患乳腺癌的风险

什么人易患乳腺癌

1. 月经初潮时间早（12 岁之前），月经周期不规律，停经晚（55 岁之后）。

2. 未生育或生育年龄大于 35 岁，产后未哺乳。

3. 有乳腺癌家族史、乳腺疾病史。

4. 长期高糖高脂饮食、吸烟喝酒、精神压抑、心情郁闷。

5. 肥胖、长期服用雌激素。

“5 大减法”降低乳腺癌患病风险

控制体重	超重会使身体多余的脂肪产生更多的雌激素，导致乳腺细胞的不正常生长。所以，建议控制自己的体重指数（BMI）在 24 以内，BMI = 体重（千克）÷ [身高（米）]^2
少熬夜	经常熬夜会减少褪黑素的释放，使雌激素分泌增多，雌激素分泌过量是诱发乳腺癌的重要原因之一
少用含有雌激素的化妆品	使用含有雌激素的化妆品，容易导致乳腺导管的上皮增生，增加患乳腺癌的风险
少吃高脂食品	大量摄入动物脂肪会使体内雌激素的分泌大大增加，进而打破原本的激素平衡，增加患乳腺癌的风险
不喝酒	酒精会降低肝脏对雌激素水平的调节能力，增加患乳腺癌的风险

保养内生殖器，远离炎症与早衰

突然尿频、尿急、尿痛，可能得了尿路感染

尿路感染的病因

如果细菌进入尿道并在尿道、膀胱或其他泌尿器官中繁殖，就会引起尿路感染。

细菌侵入	尿路感染通常是由如大肠杆菌等细菌侵入泌尿系统引起的。女性尿道较短且靠近肛门，细菌更容易从肛门进入尿道而引发感染
尿液潴留	当尿液不能完全排空时，细菌在残留的尿液中繁殖，导致尿路感染
免疫功能下降	患有糖尿病、艾滋病或正在接受免疫抑制治疗的女性，其抵抗细菌感染的能力较弱，更容易感染
不洁性生活	性交过程中，细菌易进入尿道，导致感染

尿路感染了该怎么办

1. 抗生素治疗：常用的抗生素包括但不限于氟喹诺酮类、β – 内酰胺类、磺胺类等。抗生素治疗在尿路感染患者中通常能够取得良好疗效。

2. 行为治疗：如果患者只是轻度尿路感染，症状不明显，应首选行为治疗：每天多饮水，频繁排尿有利于细菌排出；注意会阴部卫生，保持清洁，勤换内裤；大便后从前向后擦拭。

3. 生活习惯：多食用蔬果，避免食用刺激性食物；每天要注意休息，不要熬夜，保证充足睡眠。

白带增多、瘙痒、烧灼感，可能是阴道炎

白带是存在于阴道的分泌物，其形成的湿润环境能很好地保护阴道壁不受损伤，是阴道的润滑剂，且有助于维持阴道的稳定平衡，抵御外来病菌入侵。

阴道炎，可根据白带性状来判断

1. 白带量增多且有鱼腥味：白带量增多、稀薄、灰白、有鱼腥味，伴有轻度外阴瘙痒或烧灼感时，多与细菌性阴道炎有关，多发生在性活跃期。

2. 豆腐渣样白带，私处瘙痒：白带呈豆渣样、凝乳状小碎块，外阴瘙痒难忍且有灼痛感，是霉菌性阴道炎的表现，妊娠、糖尿病等是常见诱因。

3. 恶臭味的灰黄色白带：白带呈灰黄色、泡沫状或脓状、有恶臭味，并伴有瘙痒、灼痛感，这些症状一般由阴道毛滴虫引起，可能通过公共浴池、浴盆等间接传播，或通过性生活直接传播。

4. 白带量增多，带血：白带表现为淡黄色、量多而稀，严重时会呈血性，伴瘙痒、灼热感。这些症状常见于萎缩性阴道炎，多见于绝经及卵巢衰退期的女性，也可见于宫颈癌、子宫内膜癌患者，一旦出现应及时就医排查。

如何避免阴道炎

1. 清洗私处。用清水冲洗或擦洗外阴，每天清洗 1～2 次。私处干燥后再穿内裤，不可频繁地使用洗液。

2. 穿舒适宽松的棉质内裤，单独洗内裤。

3. 公共场合注意卫生，正确使用公共卫浴、公共马桶、酒店毛巾，尽量自备纸巾、湿巾等。

4. 均衡饮食，多喝水、吃新鲜的蔬果，戒烟戒酒，限制高糖高脂食物的摄入。

5. 规律作息，保持好心情，早睡早起，适当锻炼身体，提高免疫力。

6. 避免滥用抗生素，避免不洁性生活。

脓黄分泌物、瘙痒、久治不愈，提防宫颈炎

宫颈炎的病因

1. 流产、分娩或其他子宫手术等导致宫颈损伤，引发宫颈炎。

2. 频繁使用洗液清洗阴道导致阴道菌群被破坏，或乱用抗生素药物等。

3. 真菌性、细菌性阴道炎引起急性宫颈炎。

4. 不洁性生活导致细菌进入阴道，引发宫颈炎。

5. 不注意阴道卫生、常穿紧身内裤、经期性生活等。

6. 手术造成感染，如手术过程中消毒处理不到位、术后抵抗力差等易引发宫颈炎。

宫颈炎怎么治疗才能彻底根除

1. 日常护理：日常要保持外阴清洁，养成良好的卫生习惯，尤其在经期、孕产期及产褥期。每天洗澡，勤换内裤，经期要定时更换卫生巾，同房前后要注意个人卫生。

2. 药物治疗：对存在性传播疾病高危因素的患者，可经验性应用抗生素（如阿奇霉素或多西环素）进行治疗。如果明确病原体，可以针对病原体进行抗生素治疗。另外，性伴侣应积极进行相应的检查及治疗。慢性宫颈炎的药物治疗方法与急性宫颈炎相同。

3. 物理治疗：包括微波、热消融、冷冻及激光治疗等，适用于宫颈炎反复、有接触性出血且药物治疗无效的患者。

4. 手术治疗：部分宫颈炎患者有宫颈息肉，可以进行息肉摘除术，并对息肉进行组织学检查。

患者要定期复查，物理及手术治疗时间要选择在月经后的3~7天，术后要禁止盆浴、进行性生活及冲洗阴道。

宫颈炎，鸡冠花瘦肉汤帮助调理

远离宫颈炎，这些习惯要改掉

长期使用护垫	长期使用护垫易让阴部不透气、滋生细菌。建议在月经前后短期使用，且做到勤更换
便前不洗手	手携带大量细菌，容易使细菌进入阴道感染宫颈。建议便前用肥皂及流动的水洗手
久坐不动	久坐不动会阻碍血液循环，而且会使阴部不透气从而引发感染。建议坐着工作超过 1 小时站起来走两圈
常用阴道洗液	频繁使用阴道洗液会破坏阴道内的弱酸性环境，易引起细菌感染。建议在医生的指导下使用
爱吃甜食	经常吃大量糖分会使血糖浓度升高，雌激素分泌发生紊乱，在一定程度上可能会出现阴道分泌物增多、白带异常等症状，从而增加宫颈炎患病概率

鸡冠花瘦肉汤

对于患了宫颈炎的女性朋友，推荐用清热利湿的鸡冠花瘦肉汤进行食疗调理。鸡冠花有白色和红色两种：白色鸡冠花可清热祛湿，调理白带；红色鸡冠花可调理赤白带。使用时可按症候不同使用。

鸡冠花瘦肉汤

食材

鸡冠花 20 克，猪瘦肉 100 克，大枣 10 个。

调料

盐适量。

做法

1. 鸡冠花、猪瘦肉、大枣洗净，大枣去核。
2. 全部食材一起放进砂锅中，加适量清水，大火煮沸后转小火煮 30 分钟，加盐调味即可。

用法

每天 1 剂。

此方不能代替药物治疗。

腹部疼痛坠胀、月经异常，可能患有盆腔炎

盆腔炎分为急性盆腔炎和慢性盆腔炎两种。急性盆腔炎进一步发展可能引起弥漫性腹膜炎、败血症、感染性休克，甚至危及生命。如果急性盆腔炎没有得到彻底治愈，有可能转为慢性盆腔炎，会反复发作，久治不愈。

急性盆腔炎症状	慢性盆腔炎症状
• 下腹疼痛，有压痛感及反跳痛 • 阴道有大量脓性分泌物，且伴有臭味 • 高热、头痛、寒战、食欲不振 • 有腹膜炎时出现恶心呕吐、腹胀、腹泻等 • 有脓肿形成时，会出现排尿、排便困难等	• 下腹部坠胀、疼痛及腰骶部酸痛，常在劳累、性交后、月经前后加剧 • 卵巢功能受损时会出现月经失调；输卵管粘连阻塞时会导致不孕症 • 由于病程长，还会出现神经衰弱症状，如食欲不振、失眠、全身不适、易疲劳等

盆腔炎的病因

盆腔炎常见的原因是女性在月经期或性生活之后，外阴的细菌大量繁殖，引起外阴阴道的炎症、分泌物异常，细菌沿着阴道上行直至盆腔，导致盆腔感染，即盆腔炎。盆腔炎、阑尾炎、腹膜炎等也会引起盆腔炎。

盆腔炎应该如何治疗

如果发现盆腔炎，首先要明确盆腔炎是处于急性期还是处于慢性期。急性盆腔炎，应控制炎症，以防其发展为慢性盆腔炎。可以遵医嘱口服抗生素，或者静脉注射抗生素。只要足量、足疗程用药，基本上病情能够得到有效控制或缓解。

慢性盆腔炎很难根治，一般采取物理治疗、药物治疗等。如果长时间的保守治疗效果欠佳，病情反复发作，必要时需进行手术治疗。

慢性盆腔炎，蒲公英青萝卜汤效果好

什么原因会诱发慢性盆腔炎

1. 急性盆腔炎未得到有效而彻底的治疗，使得病程迁延，进而转为慢性盆腔炎。

2. 阴道炎长期未得到有效治疗，炎症上行感染至盆腔而引起慢性盆腔炎。

Tips

自检是否患了慢性盆腔炎

1. 小腹出现放射性疼痛，且常在月经前后、性交后或劳累后出现。
2. 月经周期不规律、经量少、有异味以及白带增多、清稀。
3. 严重的盆腔炎会引起盆腔炎性包块，进而压迫膀胱或直肠，引起尿频、肛门坠胀等。

得了慢性盆腔炎怎么调理和治疗

1. 药物调理：遵医嘱使用抗菌类药物，切忌盲目用药。

2. 物理治疗：使用激光、微波等治疗手段以缓解症状；可进行热敷，促进血液循环。

3. 手术治疗：久治不愈，出现包块、积水，或有严重的发热、痛经等症状，可以选择进行手术治疗。

4. 生活调养：加强锻炼，养成良好的生活习惯；注意卫生，切忌经期性生活，避免细菌感染；不吃辛辣刺激性食物，健康饮食。

蒲公英青萝卜汤，解毒消炎

除了以上调理和治疗慢性盆腔炎的方法外，蒲公英青萝卜汤也有助于解毒消炎。蒲公英、苦菜清热解毒，青萝卜消炎杀菌，金银花能帮助抑制金黄色葡萄球菌、大肠杆菌等多种细菌，此汤适用于湿热瘀毒型盆腔炎。

蒲公英青萝卜汤

配方

苦菜100克，青萝卜200克（切片），金银花10克，蒲公英15克。

制法

将金银花、蒲公英放入药包，与苦菜、青萝卜共同煮10分钟即可。

用法

去药包后吃萝卜喝汤。每日1剂。

子宫肌瘤，用桂枝茯苓汤效果好

子宫肌瘤的表现

1. 月经量过多；经期延长；月经间隔时间短；痛经。

2. 白带多，带血或者出现脓样白带，有臭味。

3. 腰背酸痛，下腹坠痛。

4. 尿急、尿频、小便不下；大便不畅，便后还有便感。

5. 不孕、流产。

6. 全身无力、脸色苍白、气短心慌等贫血症状。

7. 下腹部摸到包块。

Tips

自检：排空大小便，保持空腹，屈髋屈膝仰卧在床上。腹部放松，用指尖按压下腹部各个位置，尤其是下腹部的两侧，检查有无包块。

子宫肌瘤的病因

1. 内分泌紊乱。

2. 子宫肌瘤多发生于 30～50 岁女性，这时期女性面临的生活和工作压力大，易使雌激素分泌紊乱，诱发子宫肌瘤。

3. 过度肥胖引起的代谢紊乱，月经周期异常，也会增加患子宫肌瘤的风险。

桂枝茯苓汤

预防和治疗子宫肌瘤，推荐用桂枝茯苓汤进行调理。桂枝有温通经脉的功效，茯苓利水渗湿，健脾宁心，搭配桃仁、丹皮、芍药、甘草能活血化瘀、缓消包块，调理子宫肌瘤。

桂枝茯苓汤

配方

桂枝、桃仁、茯苓、丹皮、芍药各 15 克，甘草 10 克。

制法

将所有药材用水煎后温服。

用法

每天 1 剂，早晚分服。

此方更适宜血瘀偏寒的女性，对偏阴虚的女性效果较差。

子宫脱垂，运动加补中益气汤可缓解

子宫脱垂的体现

1. 腰骶部酸痛，劳累后加重。
2. 下腹、阴道、会阴部下坠，劳累后加重。
3. 大笑、剧烈咳嗽、身体用力时，引起尿失禁而使尿液外溢。
4. 月经过多，白带增多，伴有血性分泌物。

子宫脱垂的病因

1. 过早、过多生育容易造成盆腔组织松弛，使支持子宫的韧带托举无力。
2. 分娩时间过长、难产，损伤盆底肌和韧带。
3. 月子里过早负重劳作。
4. 慢性咳嗽、习惯性便秘、经常做用力不当的运动、腹腔肿瘤等引起腹压增高使子宫下移。
5. 绝经后雌激素水平下降，具有激素依赖性的生殖器官和组织开始萎缩、退化，盆腔肌的弹性下降，当过于操劳时容易引发子宫脱垂。

如何缓解子宫脱垂

可以通过提肛锻炼、食养缓解子宫脱垂；中度、重度子宫脱垂应遵医嘱进行相关手术治疗。如果出现不适症状，建议及时就医治疗，以免延误病情。

补中益气汤

将黄芪、党参各 15 克，升麻 6 克放入锅中加水煮沸，然后调至小火煎煮 20~30 分钟，滤去草药渣，饮药汤。

提肛锻炼

用力收缩肛门，然后放松，每次连续进行 10 分钟左右，每天可以多次锻炼。

卵巢早衰，试试丹参黄豆汤

卵巢早衰是女性在 40 岁前发生闭经、卵巢萎缩、体内性激素水平下降、促性腺激素水平高达绝经期水平的现象，同时伴有不同程度的低雌激素症状，如潮热多汗、面部潮红、性欲低下等。卵巢早衰是有先兆的，发病前多出现月经减少、月经稀发、闭经的变化过程。

卵巢早衰的预防和治疗

预防	治疗
健康饮食，维持合理体重，不过分追求“以瘦为美”、规律作息、戒烟酒	**激素治疗** 遵医嘱进行激素治疗和长期管理，可以缓解低雌激素症状
保持平常心，减轻压力，常进行自我疏导	
定期体检，检查卵巢功能，进行激素水平测定、超声检查等	**非激素治疗** 中草药、针灸等治疗
适龄生育，自然怀孕，保护卵巢	

丹参黄豆汤，益气养血、保养卵巢

对于卵巢早衰的患者推荐食用益气养血、保养卵巢的丹参黄豆汤进行调理。丹参活血祛瘀、调经止痛、养血安神；黄豆益气养血、健脾宽中、润燥消肿。二者搭配能帮助保养卵巢。

丹参黄豆汤

食材

黄豆 50 克，丹参 10 克。

调料

蜂蜜适量。

做法

丹参洗净放入砂锅中，黄豆洗净用凉水浸泡 1 小时，捞出倒入锅内，加适量水煲汤，至黄豆烂，去丹参，加蜂蜜调味即可。

用法

吃豆喝汤，每周食 2~3 次。

多囊卵巢综合征，宜辨证用药调理

多囊卵巢综合征多起病于青春期，通常表现为不同程度的月经稀少或闭经、不孕、多毛、肥胖、痤疮以及双侧卵巢出现多囊样改变等。

多囊卵巢综合征的病因

先天性因素

由遗传基因导致。

后天性因素

不良的生活作息习惯、肾功能失调等导致女性体内雄激素分泌过多。

多囊卵巢怎么调理

1. 控制体重：保持适当的体重对于调理多囊卵巢综合征非常重要。养成良好的生活方式，健康饮食、规律运动一般可以改善症状。

2. 饮食调养：控制饮食，减少脂肪摄入，可选用薏米、当归、菟丝子、扁豆、鸡血藤等进行调养。

3. 适度运动：每周运动 5 次以上，每次以中等强度运动运动 30 分钟。

多囊卵巢综合征应辨证论治

肾虚： 月经量少、色淡质稀、头晕耳鸣；舌质红，少苔或无苔。

以滋阴填精，补益补肾为治疗原则；可选左归丸。

脾虚痰湿： 月经量少色淡、肥胖、多毛、头晕胸闷；舌体胖大，色淡、苔厚腻。

以化痰除湿，通络调经为治疗原则；可选苍附导痰丸。

气滞血瘀： 行经有血块、精神抑郁、烦躁易怒；舌质暗红或有瘀点、瘀斑。

以理气活血，祛瘀通经为治疗原则；可选膈下逐瘀汤。

肝郁化火： 月经量少、月经紊乱、毛发浓密、面部痤疮；舌红苔黄厚。

以疏肝理气，泻火调经为治疗原则；可选丹栀逍遥散。

阴道干涩，常吃猪肝黄豆汤可缓解

阴道干涩是女性阴道分泌物显著减少的妇科病。主要表现为阴道灼痛、瘙痒或性交痛，还可能会出现皮肤干燥、咽干、眼干等症状。

引起阴道干涩的常见原因

引起阴道干涩的原因有很多，包括体内性激素分泌不足，这种情况多见于临近绝经期的女性；缺乏维生素 B_2，维生素 B_2 缺乏会导致人体腔道内的黏膜细胞代谢失调，出现阴道干涩；以及精神压力大、反复的阴道冲洗等。

黄豆猪肝汤，阴道干涩的“润滑剂”

猪肝富含维生素 B_2，黄豆对雌激素有调节作用，长期食用此汤除了可改善阴道干涩的症状之外，对调治更年期的其他症状也很有帮助。

猪肝黄豆汤

食材

黄豆 150 克，猪肝 100 克。

调料

盐、姜片、葱段、香油各适量。

做法

将黄豆预先浸泡在清水中 4 个小时，捞出备用，猪肝洗净，切成薄片，切后多洗几遍去掉血水，与黄豆一同放入锅中，加适量的清水，大火煮沸，去浮沫，转小火，加盐、姜片和葱段，炖约 1 小时即可。

阴道松弛的“克星”：小菟丝子丸

阴道松弛，常以育后女性居多。主要表现为阴道口或阴道壁宽大，阴道顺应性降低以及阴道萎缩干燥等症状。阴道松弛会引发多种妇科炎症，甚至还会出现面色苍白、四肢乏力、精神不振等表现。

阴道松弛的病因

1. 妊娠和阴道分娩：多次流产或分娩的女性，由于底盆组织长期受损、分娩产程长，容易出现产后阴道松弛。

2. 年龄因素：女性随着年龄增长，激素水平下降，盆底肌退化，肌张力下降，阴道逐渐萎缩、变薄。

预防和改善阴道松弛的好方法

1. 凯格尔运动：运动前，排空膀胱。取平卧位，双手放于身体两侧，收紧会阴部肌群，再放松。50 下为一组，连续做两组为一次，每天运动 3 ~ 4 次。逐渐适应后，不限姿势，慢慢加量。

2. 药物治疗：遵医嘱合理使用增强阴道收缩功能的药物。

调理肾阳虚引起的阴道松弛，小菟丝子丸效果好

除了上述预防和改善阴道松弛的方法外，推荐使用小菟丝子丸。菟丝子补肾固精、养肝明目，该丸可帮助调理肾虚腰痛、遗尿、尿频及女性阴道松弛等症。

小菟丝子丸

配方

石莲肉 12 克，菟丝子（酒浸，研）20 克，白茯苓 6 克，山药 20 克。

制法

将上面药材磨成细末，用适量水制成丸。

用法

每次服用 1 丸，1 丸 6 克，每天服用 3 次。

第3章

青春期：生殖器官和内分泌功能逐渐发育成熟

如何判断女孩是否进入了青春期

一看乳房发育

女孩青春期通常是从乳房发育开始的，当乳房微微凸起，摸上去有“硬块”，一触就痛或者有压痛时，就表明女孩已经进入青春期，或被认为已经有性发育征象。

女孩青春期发育，根据乳房大小及形态分为五期，Ⅱ期代表进入青春期。

女孩乳房发育分期	
Ⅰ期	发育前期，仅有乳头微微突起
Ⅱ期	乳房轻度隆起，形成小山丘，触诊有乳核
Ⅲ期	乳房进一步增大，乳晕色素增多
Ⅳ期	乳房进一步增大，乳晕、乳头更大，形成乳房上第二个突起
Ⅴ期	成熟期，乳房更大，乳晕和乳房在同一丘面上

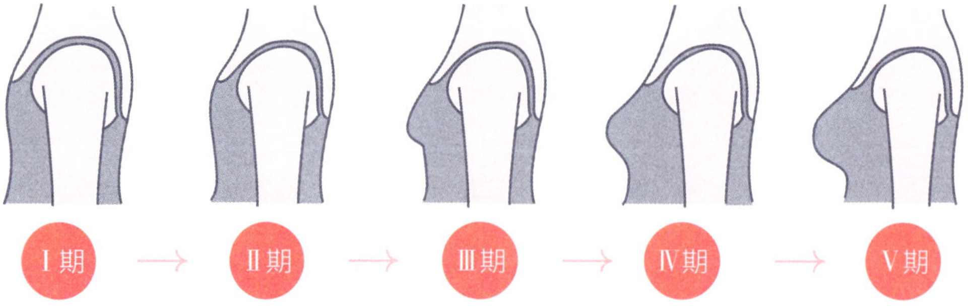

二看月经初潮

月经初潮是女孩进入青春期的重要标志之一。第一次来月经时，有的女孩会有羞涩和恐惧心理，或伴有腰腹疼痛等，父母要跟女孩说明这是正常的生理现象，这意味着女孩正在突破自己，慢慢长大成人。

初潮年龄一般在 10～16 岁，平均年龄在 13～15 岁。如果年龄超出 13 岁，第二性征未发育；或年龄超过 15 岁，第二性征已发育 3 年，但月经还未来潮，建议到医院进行检查。月经初潮之后通常在 1～3 年建立正常的月经周期。

月经初潮时的标志

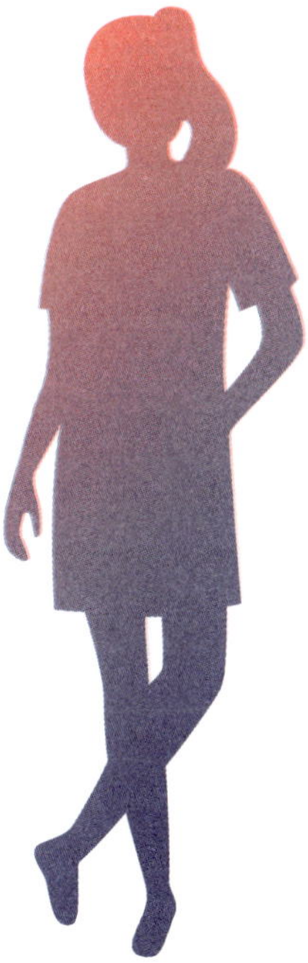

身高、体重迅速增长

由于体内激素变化，身高可增加 7～8 厘米，体重也会明显上升。

乳房发育

月经初潮通常在乳房开始发育的第 2～3 年。

阴道分泌物

初潮时内裤上会出现透明、浓稠状如蛋清的白带。

女孩月经初潮时，父母注意要告诉女孩保持外阴的清洁，月经期应进行淋浴，禁止盆浴，并及时更换卫生用品、定期清洗和更换内裤等。如果女孩有痛经的话，应帮助她消除紧张焦虑情绪，保证其睡眠和营养，除了热敷下腹部，必要时可使用药物治疗，如布洛芬等。

三看身高增长速度

女孩在来月经前 1 ~ 2 年，身高会猛长，年生长速率大概为 10 厘米，这意味着她可能要进入青春期了。

女孩青春期长高规律

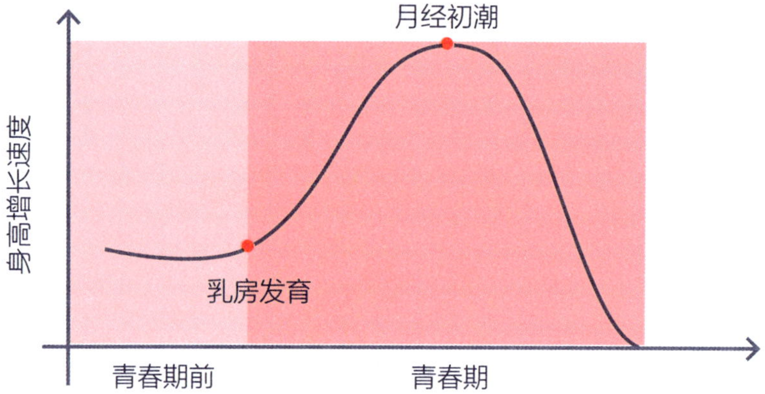

初潮后，身高的生长速率就会减缓，年生长速率为 4 ~ 8 厘米。因此在孩子初潮前后，家长一定要注意给孩子补充钙、蛋白质、维生素等营养物质，让孩子吃好睡好。

延伸阅读

终身高可以用月经初潮时的身高预测吗?

一般来说，初潮后的终身高，可以根据以下公式进行计算。

终身高 = 初潮时的身高 ÷（0.9585 ± 0.0178）

例如，小红初潮时的身高是 150 厘米，那么她可能达到的身高范围就是 153.64 ~ 159.4 厘米。

但由于身高受多种因素影响，这只能作为参考。

四看情绪波动

极易冲动——不能“硬碰硬”

青春期的女孩，往往觉得自己长大了，不想再受父母束缚，特别容易跟父母发生争吵，但又做不到独立。作为父母，应学会示弱和服软，走进她的内心，和她交朋友。

自尊心强——多一些尊重和理解

青春期女孩的自我意识正在觉醒，自尊心极强，她们特别希望被理解、被尊重。此时，父母应注意不要当众批评和辱骂孩子、不偷听孩子打电话、认真倾听孩子的心声。

内心渴望独立——给她适当的空间

青春期女孩内心极度渴望独立，她们有了自己的想法，会反感父母不请自来的建议。这个时候，父母对于孩子的事可以引导但不要“下指令”，应懂得放手和退出，以锻炼孩子的独立性，给孩子相对自由的空间。

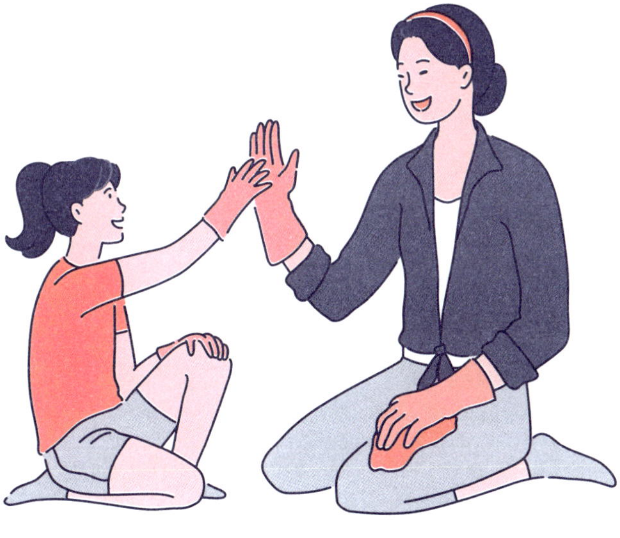

青春期女孩出现哪些问题需要就诊

痤疮

痤疮是什么

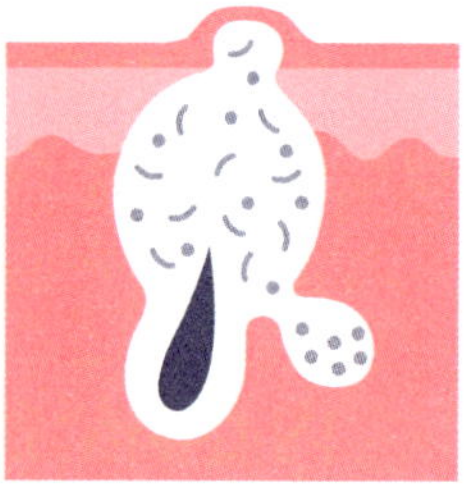

痤疮即通常说的“青春痘”，是青春期正常的生理现象。青春期内分泌失调使雄激素分泌增加，雄激素刺激皮脂腺分泌过量皮脂，导致毛孔堵塞，形成痤疮。痤疮一般发生于 12～23 岁，而且好发于脸、胸、背等部位，以脸部最为常见。

直到青春期发育完成，雄激素水平恢复正常，痤疮便会消退。不过，如果不注意皮肤卫生，便会引起细菌感染导致丘疹、囊肿、脓疱等，消退后会形成疤痕，影响容貌。

如何预防和应对痤疮

痤疮往往会让人产生容貌焦虑或自卑心理，进而影响身心健康、社交和学习。因此，了解如何预防痤疮和在痤疮发生后选择有效的治疗方案是必要的。

1. 青春期女孩应尽量控制甜食、油炸食品和刺激性食物的摄入，多吃富含维生素的新鲜蔬果。
2. 保证充足睡眠，避免熬夜、长时间看手机或电脑、在太阳底下曝晒等。
3. 不要用手抓挠痤疮，使用温和的洁面产品洗脸，保持皮肤清洁，放松心情。
4. 若痤疮严重并导致炎症时，应及时就医，遵医嘱服用药物，不要自做主张乱用药物。

乳房发育不良

乳房发育不良的表现

小乳症

胸部扁平，乳房比较小，但尚有乳房轮廓，还能触到乳腺组织。

乳房不发育

乳房扁平，没有乳房轮廓且触及不到乳腺组织。

乳头内陷

乳头内陷于乳晕中。

乳房不对称

一边乳房发育充分，一边发育较小。

选择适合乳房发育不良的治疗方法

1. 如果既有乳房发育不良，又有月经不正常的症状，可能与内分泌疾病相关。由于卵巢不能正常分泌雌激素，以致乳腺组织得不到充分发育，月经也不正常。遇到这种情况建议去医院诊治。

2. 若是由慢性营养不良或慢性病引起的乳房发育不良，应及时补充营养并治疗慢性病。

3. 若是由消瘦、胸大肌发育不良等原因所致的乳房发育不良，就需要加强体育锻炼，尤其是针对胸大肌的锻炼。同时应注意加强营养，适当增重。在生活饮食方面要注意进行合理的营养搭配，避免因过度节食减肥等伤害正在发育的身体。

青春期痛经

了解一下青春期痛经

青春期的痛经多为原发性痛经，其原因主要是子宫发育不全、宫颈狭窄、前列腺素分泌过多，以及与雌激素水平、遗传、环境、精神压力、生活习惯等有关。

青春期痛经的症状表现为月经前后或月经来潮时下腹坠胀、下腹疼痛、腰酸、腿疼等，严重时还伴有恶心、呕吐、四肢冰冷等症状，甚至还会因剧痛而晕厥。

经期下腹痛怎么办

来月经时若有轻微的下腹痛、腰酸腿胀，这是正常的表现，多注意保暖即可。如果疼痛剧烈，严重影响学习和生活，应及时去正规医院就诊，明确是否为痛经或其他病症。

如果是痛经，可以遵医嘱口服布洛芬等止痛药物。另外，还可以使用中医辨证疗法帮助改善体质，缓解症状。

如何预防痛经

1. 帮助女孩了解相关生理期的知识，并做好预备心理以缓解其紧张情绪，可服用维生素 B_6 缓解不良情绪。

2. 适当进行体育锻炼，有氧运动可以平衡体内激素水平，如慢跑、快走等。

3. 快来月经时及月经期间，注意饮食，避免吃生冷、辛辣刺激性食物，可适量喝红糖水。

4. 经期应注意保暖，寒冷季节特别应做好对腹部、腰部的保暖。可以用热水袋、暖宝宝等局部热敷以缓解痛经。平时尽量避免洗冷水澡及淋雨等。

原发性闭经

案例展示

婉婉今年 16 岁，还未来月经。一开始，她的妈妈没太在意，以为女儿就是月经来得晚一些。后来发现自己的女儿身高也比同龄女孩矮，察觉不妙，便去医院就诊。

检查结果显示婉婉为先天性卵巢发育不全。医生建议及时治疗，否则会影响孩子的生长发育。经过周期性激素补充治疗后，婉婉很快就月经来潮了。

年龄超过 13 岁，第二性征未发育，或年龄超过 15 岁，第二性征已发育 3 年，月经尚未来潮，称为原发性闭经。青春期闭经以原发性为主，常见原因有以下这几点。

1. 子宫性闭经：如处女膜闭锁、阴道闭锁、无子宫、子宫发育畸形等，如有功能性子宫内膜，则并非真正无月经，常表现为周期性腹痛，智力、体态、第二性征发育均正常。

2. 卵巢性闭经：如果为先天性卵巢发育不全或功能低下，患者除闭经外，常伴身材矮小、胸部发育异常、肘外翻且智力低下。

3. 垂体性闭经：青春期前，垂体产生的肿瘤可能会压迫分泌细胞，导致促性腺激素分泌减少，从而引发闭经。

4. 下丘脑性闭经：情绪多变，易不安、精神紧张、恐惧、焦虑等；营养不良或多囊卵巢综合征等导致下丘脑功能失常，影响下丘脑 – 垂体 – 卵巢轴功能，引发闭经。

5. 其他：如肾上腺皮质肿瘤等，常有闭经、多毛或其他表现。

调理和治疗手段：加强身体锻炼，合理安排生活、学习、工作，避免精神紧张，增加营养，大多数情况下月经能自然复潮。严重者可采用激素治疗等。

白带过多

青春期女孩白带过多可能是由生理因素、阴道炎、急性宫颈炎等引起的，后两种情况建议及时到医院对症治疗。

生理因素

在卵巢即将排卵时，由于宫颈腺体分泌旺盛，可能会导致白带增多。如果没有出现其他的不适症状，一般不需要特殊处理。

阴道炎

由阴道炎引起的白带过多，一般还伴有异味、瘙痒等症状。建议到医院就诊，查明感染原因，在医生的指导下进行药物治疗。生活中，应教导女孩注意个人卫生，用温水清洗外阴部，同时养成每天换内裤的习惯。

急性宫颈炎

由急性宫颈炎引起的白带过多，一般会出现脓性白带。建议及时到医院就诊，在医生的指导下进行药物治疗。

“初潮”提前来了，告诉孩子别害羞，重点放在几件事上

月经期注意外阴卫生，最好选择淋浴

月经初潮来了，有的女孩却没有意识，认为自己是不是得病了。这种情况下，父母应该提前为女孩普及相关月经的知识，告诉她月经是每个女孩都会经历的事，来了月经不必害羞，让女孩从容地面对月经初潮。

初潮前期，阴道防御病菌的能力还比较弱，极易受到感染，同时分泌的白带也会让女孩感觉不适。这时，可以教导女孩每天用温水清洗外阴。洗澡选择淋浴，且用流动的水从前往后洗外阴，避免盆浴，洗后擦干外阴，以免引发瘙痒、感染等。

每天更换内裤，勤换卫生巾

穿宽松内裤

在月经期间穿宽松、全棉，透气性好的内裤，以减少束缚感及闷热感。

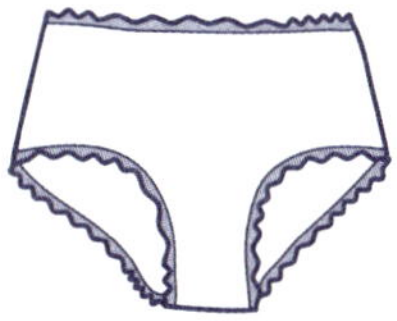

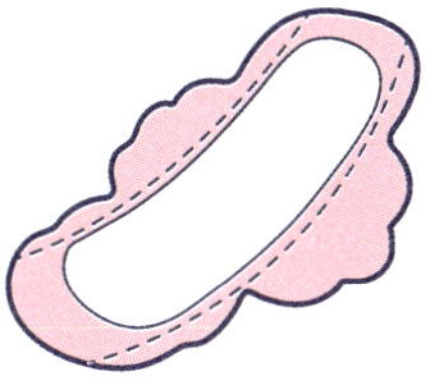

勤换卫生巾

月经期间一定要勤换卫生巾，2 小时左右换一次，以保持外阴的清洁。

经期时体育运动要适度，注意休息

处于月经期的女孩，往往会有这样的疑问："月经期间能运动吗？""要运动的话应注意什么问题？""是不是还能像平常一样运动？"

经期时身体较弱，若出现严重痛经、血量过多等情况，不建议运动。不过对大多数身体健康、月经正常的女孩来说，适量运动不仅可以促进血液循环、缓解经期不适，还有助于缓解压力。

月经期间运动的注意事项

运动强度及时间

月经期间可维持原有的运动习惯，但强度要比平时小，且时间控制在30分钟以内。

更换卫生巾

月经第1~3天建议多休息，不要剧烈运动，且运动后要更换卫生巾。

饮食

经期运动前应避免暴饮暴食，运动后可以吃一些富含优质蛋白、铁及维生素的食物，如牛奶、鸡蛋、瘦肉等。

经期运动怎样选

哪些运动可以做

1. 经期可做一些舒缓的上肢力量训练，如上举、侧平举等。
2. 慢跑，注意将步频放慢，时间不要过长。
3. 瑜伽中的某些伸展动作有助于缓解经期不适，但注意不要做增加腹压的动作。

哪些运动不建议做

1. 高强度运动，如快跑、篮球、跳绳等。
2. 增加腹压的运动，如俯卧撑、仰卧起坐、转呼啦圈等。
3. 水中运动，如游泳、潜水等，易造成阴部感染。

养成记录经期的习惯

不少女孩月经初潮的前两三年往往会出现月经不规律的情况，因此父母要让女孩养成良好的记录习惯，掌握自己的生理周期能使女孩更好地了解自己、爱惜自己。父母可以让女孩准备一个笔记本或者使用手机等来记录月经情况。

经期记录应该记录什么

1. 用笔标注来月经的那一天。

2. 在月经期的每一天列出月经状况，如经血量、经血颜色、有无血块、卫生巾的使用情况、体温、经期饮食、感受、心情、睡眠等。

3. 经期的最后一天记录一下心得和总结，如“这次月经没吃冰激凌，我真棒”。

经期记录的意义

1. 预测下一次月经时间。

每个人的月经周期都不同。通过记录可预知月经周期和下一次月经造访时间，便于女孩提前备好卫生巾，以防月经突然造访造成的“小尴尬”。

2. 更加了解自己的身体。月经期间身体会经历以下生理变化。

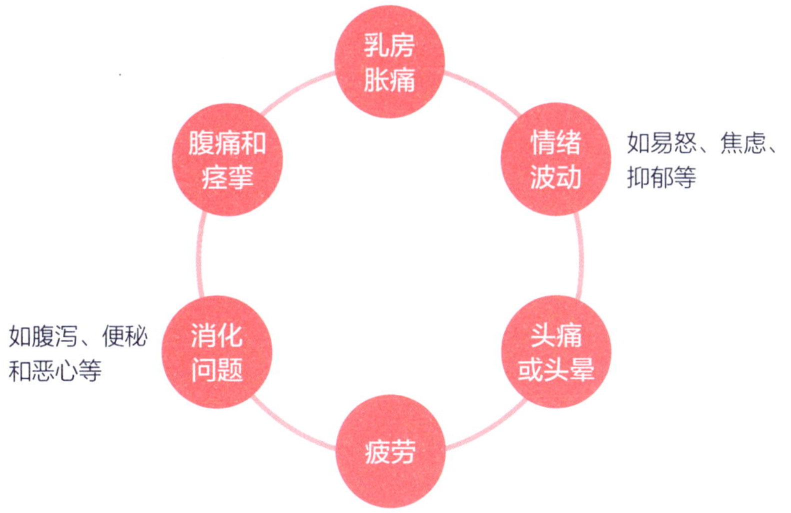

3. 及早发现异常。

通过经期记录可以知道在月经前后及来潮时的心理状态、睡眠、皮肤等有无异常，是否会出现痛经等。如果发现某次记录与往常不同，就要提高警惕，如情况严重，建议去医院做检查。

经期注意保暖，避免受凉和节食

寒从哪里来

由外而来 经期受风寒易导致经量减少、经血变暗等。经期应避免穿低腰裤、露脐装、露背装、超短裙等，注意脚部的保暖。

由内而生 平时少吃冷食、喝冷饮，以免损耗脾胃的阳气。经期更应避免吃冷食，以免寒邪侵入子宫，导致痛经。

注意保暖，避免节食

1. 月经期应注重保暖，穿着暖和的衣物，使用热水袋或暖宝宝等热敷腹部。

按揉三阴交穴：中医认为，三阴交穴有助于调理月经不调、痛经、闭经、经前期综合征等。取胫骨后缘靠近骨边凹陷处，手掌擦热后摩擦三阴交穴 20 次左右。

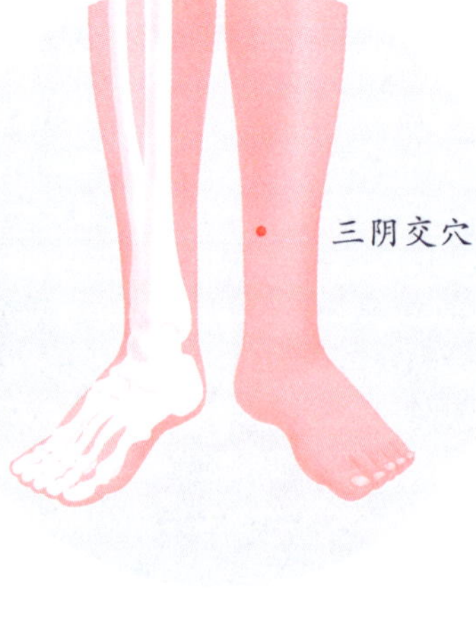

2. 经期避免节食。此时身体本就虚弱，节食可能导致贫血、营养不良，甚至月经紊乱。

经期也不要暴饮暴食，避免吃刺激性食物或过甜、过咸的食物。月经期宜吃温热、易消化、活血利尿的食物，如海带、大枣、羊肉、苹果等；少吃梨、荸荠、菱角、冬瓜、芥蓝等寒凉食物。

月经后，多补铁，避免贫血

为什么月经后要注意补铁

月经期间，女性失血较多，同时也丧失了更多的铁。铁不仅参与血红蛋白及许多重要酶的合成，而且对免疫、智力及能量代谢等有重要作用。月经后补铁有利于防止贫血，可以减轻疲劳感，维护免疫系统。

补铁应该吃什么

1. 可以多食用瘦肉、动物肝脏、动物血等富含二价铁的动物类食物。这些食物的生物活性较大，容易被人体吸收利用。

2. 大枣、木耳、菠菜等富含三价铁，但吸收率较低。

月经后还要注意的事项

别着急剧烈运动	许多女孩会在月经结束后马上开始剧烈运动，但其实剧烈运动会对子宫造成刺激，影响子宫内膜的修复。因此，月经后一定要循序渐进地增加运动量和度
减少使用护垫	月经后会容易白带增多，很多女孩会使用护垫。但护垫透气性差，容易使细菌繁殖，导致感染。建议减少使用护垫，保持外阴舒适
别着急泡澡、游泳	月经刚结束，身体还比较虚弱，细菌容易趁虚而入，应等到身体完全恢复后再泡澡或游泳

从容不迫直面女孩的性教育

不敢抬头看男孩怎么办

小青最近发现自己的胸部变大了，这使她感到很害羞，也变得不爱说话。在男同学面前，她常常把头压得低低的，生怕抬头挺胸，被男生笑话。小青这段时间的异常被妈妈发现了，妈妈问小青："最近怎么总是低着头，不爱说话？"小青小声地指着自己的胸部说："妈妈，我这里变大了，我觉得很害羞。"

妈妈顿时明白了，笑着说："小青要进入青春期，这里当然会变大呀。这是你变得更成熟、更美丽的标志，意味着以后你有很多事可以自己做主，我们小青要有自信。"

美好的青春年华不应隐没在自卑和胆怯里，青春期女孩不敢看男生，主要是对自己了解得不够深入，不能正确地认识自己。这时，父母需要及时地关注和引导女孩，给予她尊重，让孩子能够表达自己的想法。

1. 告诉孩子，这是每个女孩成长的必经之路，保持放松的心态，正视自己身体和心理成长发育的变化。

2. 转移孩子的注意力，让她把注意力放到其他事情上，比如听音乐、读书、体育锻炼、学习一项技能等。

3. 拓展孩子的视野，让她拥有更远大的目标，将男同学当作成长道路上的伙伴，一起学习、进步。

4. 适时地鼓励和支持孩子。让她不要着急，掌握自己的社交节奏，一步步敞开自己的心扉，拥有从容不迫与各种人打交道的能力。

收到情书，怎么办

这天小董突然发现课本里夹着一封信，她打开一看，原来是一封情书，署名竟然是隔壁班的班长。他是很多女生暗恋的对象，这让小董内心错杂烦乱，但收到情书，还是美滋滋的。

小董把这封信拿给她最信任的妈妈看，妈妈看后笑着对小董说："我们小董漂亮又聪明，一定有好多人喜欢，那你喜欢他吗？"小董说："有点喜欢吧！"妈妈又笑了，温柔地看着小董说："小董在成长，这个男生也在成长，这可能只是成长路上的小插曲，以后还会有人向你表达喜欢，但是你要有判断这个男生适不适合你的能力，最后能不能和你走到一起，这既是对自己负责，也是对这位男生负责。"

如何对情书做出回应

1. 父母可以引导女孩明确表达自己的态度或以委婉的方式拒绝对方，比如"我们现在应该把心思放在学习上""我想去上重点高中，你喜欢我的话也去重点高中吧"……

2. 告诉女孩要妥善处理，尊重对方的感情，回答的时候利落干脆，见面的时候落落大方。喜欢一个人没有错，这说明女孩身上有闪光点。告诉女孩不要当众撕毁信件等，践踏别人的情感和尊严。

3. 如果女孩遇到无理或以死威胁的表白，一定要见机行事，或先口头答应对方以脱身，再将此事告诉家长、老师，以避免日后再受到威胁。

青春期约会，怎么办

阿磊和暖暖最近成为班上的焦点，原因是阿磊总是帮暖暖解决问题，比如阿磊总是借给暖暖笔记、帮暖暖倒垃圾、帮着暖暖说话等。同学们都说阿磊喜欢暖暖，暖暖都有些不好意思了。

直到有一天，阿磊递给暖暖一张纸条，上面写道："我们去看电影吧！"暖暖不好意思地把纸条塞进兜里，她不是很想去，却不知道该怎样回答才能不伤害对方。

异性之间的单独约会，在青春期显然是不合适的。学会合理拒绝别人的约会请求是成长道路上的必修课，那么如何表达才能既实现自己的想法又不伤害对方呢?

1. 真诚地表达自己的想法和感受，可以说明理由，如"我觉得我们年龄还小，不适合单独约会"，或者说"感谢你的邀请，但是对不起"之类的话以表达自己的真实想法。

2. 提出其他选择，比如"叫上 ×× 一起去看电影也挺好的"，避免单独出去的尴尬。

3. 不要将拒绝的事告诉其他同学，以免被其他人当作谈资，伤及对方的尊严。

4. 男孩真正爱一个人的表现是为了未来努力奋斗，而不是在青春期还没有独立能力的时候让你做不喜欢的事。

保护自己，拒绝性行为

小青虽刚刚 15 岁，但已经出落得亭亭玉立，每个人见了小青都会夸她长得漂亮，连高年级的“男神”学长也开始追求她。最终，小青和学长确认了关系。他们一起上下学、吃饭、爬山……有一次学长把小青带回了家里，然后发生了性关系。之后在学校的一次体检中，老师发现她怀孕了。学校给了小青严厉处分，那个曾经说爱她的学长竟然转学了……

父母应及时为青春期女孩科普被侵犯的后果，增加她们自我保护的意识。

1. 打破对性的神秘感和羞耻感，正确地认识私密部位，强调这些部位是任何人都不能触碰的。

2. 告诉女孩与异性进行恰当的交往，落落大方，彼此间相互学习、相互尊重，保持安全的社交距离。规范自身行为，善于拒绝、抵制诱惑。

3. 如遇到性骚扰，应先让女孩辨别是否有能力应对，可以采取灵活的方法，比如周旋、向周围人求救等。

4. 帮助女孩将心中的困惑说出来，及时帮助她解决问题。

5. 多带女孩参加丰富多彩的社交活动，以开阔眼界、保持独立，自觉抵制不良性文化、性行为的侵袭。

专题

如何了解青春期孩子的心理

孩子进入青春期后，往往容易闹脾气，此时父母应多留意孩子的心理状态。当孩子表现异常时，父母要静下心来，观察、理解她，成为孩子的朋友和信任者，了解孩子的需求。

1 关注孩子的内心

青春期孩子的心思敏感细腻，且容易自卑、冲动。父母应成为孩子最信任的人，这样在孩子遇到麻烦或困惑时，也会放心地向父母求助，避免她做出错误选择。

2 关注孩子的社交

青春期孩子的社交会使孩子出现各种各样的心理，比如欣赏、赞美、忌妒、孤寂等。此时父母尽量不要干预孩子的社交，以免孩子更加叛逆，但要观察孩子和她的朋友，试着和她聊一聊，以了解孩子的想法，鼓励她正确选择朋友，并建立自己的社交圈。

3 关注孩子的学习

观察孩子学习的动向也能适时地了解孩子在学校的状态。父母可以每天和孩子探讨学习，对彼此所做的事情做一个总结，这样能及时发现孩子是否有在学校受到不平等待遇等。如遇到此类情况，父母应该挺身而出，帮助孩子从根本上解决问题。

4 给予孩子空间

父母应从孩子的角度出发，倾听她的心声，尊重她的意见，培养其独立人格，尽量满足孩子合理的要求，让她学会自己做决定。父母不应把自己的愿望强加到孩子身上，应给予孩子树立目标和理想的自由；给孩子交友的自由，让孩子自己去寻找志同道合的伙伴；在学习方面，培养孩子自主学习的意识，让孩子了解学习的好处、自己探索学习的乐趣，给孩子更多的学习空间等。

第4章

性活跃期：享受性爱，亦不可忽视小细节

第一次性爱，你准备好了吗

过早发生性行为，有哪些危害

过早性行为一般指年龄小于 16 岁的未成年少男少女。此时他们的性器官还未发育完全，而且心理也不成熟。过早性行为会危害其身心健康，并对他们以后的生活，尤其是对性的态度产生不良影响。

1. 女孩过早性行为会对未发育好的生殖系统产生伤害，影响性器官发育，甚至导致阴道大出血。

2. 过早性行为容易对发育不完全的生殖器造成伤害，导致不孕。若防护不当可能会怀孕，做人流会对生殖器产生不可磨灭的伤害。

3. 过早性行为会破坏女孩原有的抗感染能力，导致阴道炎、子宫内膜炎、盆腔炎等炎症。

4. 过早性行为会导致女孩出现心理障碍，对性产生厌恶感和负罪感，或者产生错误的人生观和价值观，进而影响学习和生活。

如何避免女孩过早发生性行为

1. 父母要给予女孩更多的关心和爱护。相敬相爱的家庭氛围会使女孩更懂得自尊、自重、自爱。

2. 性教育以人格教育为核心。学习性道德和性知识，让女孩学会建立成熟的人际关系，对性行为负责。

3. 父母应认真对待女孩提出的性疑惑。如实回答或者准备几本科普书以供女孩翻阅。

4. 让女孩在面对性威胁时懂得保护自己。

遇到危险时要及时寻求他人的支持和帮助。此外，可以学习一些基本的自卫技巧和防身术，增加女孩对危险的应对能力。

初次同房为什么没有出血

处女膜知识了解一下

在阴道口和阴道前庭的交界处有一层环形的膜，叫作处女膜，其专业术语叫“阴道瓣”。处女膜中间有孔，孔的形状多种多样，孔的大小也不尽相同。女性初次同房时，处女膜难撕裂，不易出血。有的女性天生处女膜闭锁，也就是无孔状，需尽早进行处女膜切除手术，以便月经能够正常排出。

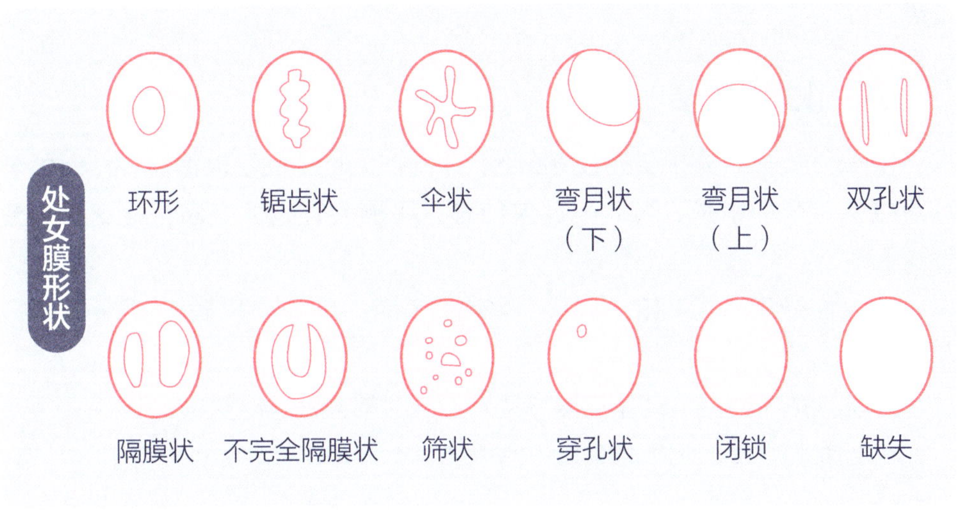

女性初次性生活不一定会出血

1. 处女膜受激素影响较大。青春期前，生殖系统发育不完全、处女膜弹性差，如果进行性生活可能会导致处女膜裂伤出血。而进入青春期后的女性，雌激素分泌量增多，处女膜会变得厚实且富有弹性，不容易破裂。

2. 处女膜含有少许血管，如果同房时损伤的部位没有血管，就可能不会出血。

3. 大部分女性的初次同房并不会出血，且处女膜会因剧烈运动、跨栏、舞蹈和其他重体力劳动而破裂。少部分人在初次性交时会因为处女膜破裂而有少量的点滴状出血，这与处女膜形状有关。

因此，一定不要拘泥于初次同房会出血的说法。

如何面对“第一次”

性欲是人正常的生理需求。女性在正视自己正常生理需求的同时，也应该清楚性生活不仅仅是性交，而是伴侣之间传递爱意、促进精神交流的重要手段。

第一次会痛吗

1. 在两个人都做好准备的情况下，第一次的性生活可以很愉悦。但由于缺乏经验、精神紧张、彼此配合欠佳等，可能会导致性交痛、性交困难或性交失败。

2. 女性受不良心理的暗示，否定性生活，可能会导致性交痛或妊娠恐惧等。

3. 男性急于性交、动作粗暴、技术不当时都会导致性交痛。

4. 处女膜坚硬、阴部感染、子宫内膜异位症等也会导致性交痛。

如何应对第一次

1. 男女双方应学习相关的性知识积极应对“第一次”。在进行“第一次”之前，对彼此身体的生理功能进行必要的了解。

2. 放松心情，彼此多沟通。性生活的进行是自然而然的，不用太过焦虑。

3. 创造合适的环境。安静、暗一点的环境更容易放松，“第一次”会进行得更顺畅。

4. 掌握好姿势。初次同房最好选择简单的姿势，不要选择难度大的姿势。

初次性生活可能出现哪些情况

> 小蜜在进行初次性生活的过程中，突然感到下腹剧痛，接着鲜血直流。小蜜及其男友原本以为是处女膜破裂引起的出血，却不承想，血一直流个不停，他们赶紧去医院就诊。检查发现，小蜜阴道壁严重裂伤，需要做缝合治疗。

初次性生活可能会出现以下情况。

1. 出血。处女膜裂伤是阴道出血的常见原因，但并非所有的出血都是处女膜裂伤。在情绪紧张、姿势不对、尺寸不合、男性动作过大等情况下，很容易造成女性会阴及阴道裂伤。

2. 下腹部疼痛。下腹部疼痛与多种因素有关，如盆腔炎、子宫肿瘤、卵巢囊肿蒂扭转或黄体破裂等。在性生活出现剧烈疼痛时应立即停止，及时到正规医院进行检查。

3. 外阴疼痛。外阴炎、处女膜闭锁等情况会导致女性在第一次性生活中感到疼痛，应及时就医。

4. 男性在还没有进入女性阴道时就射精或因害怕、紧张而勃起困难。面对这样的情况，可多试几次，不要有压力。

5. 如果没有怀孕的打算，应采取避孕措施。让男性配戴合适的避孕套是最安全的避孕措施。

性行为前后的注意事项有哪些

性行为前

1. 双方都要洗澡、刷牙。男女在同房前需将私处清洗干净，并且要刷牙，以免增加彼此感染炎症的风险。

2. 如果伴侣双方没有要孩子的打算，建议准备并配戴合适的避孕套。另外，保持放松的心情和选择舒适的环境能让性生活进行得更加顺利，减少性交痛。

性行为后

1. 排尿。同房后，女性不管有没有排尿的意愿，都应该排尿，因为女性的尿道短，同房过程中细菌很容易进入尿道。同房后排尿，能将细菌及时带出，以防患尿道炎、膀胱炎等。

2. 不要立即睡觉。很多人认为同房后十分疲劳，可以很快地进入睡眠状态。但如果同房后立即睡觉，会造成疲劳感的持续，不利于精神和体力的恢复。因此，在同房后，双方可以喝点水、聊会儿天，再入睡。这样做也有助于彼此关系的稳固。

3. 不要立即吸烟。同房后，还处于相对兴奋的状态，血液循环速度比较快，如果此时吸烟，香烟中的有害物质会更快地进入血液循环，加重对健康的危害。

预防宫颈癌

- 不要过早发生性行为，避免不良性行为。
- 在正式发生性行为之前建议接种 HPV（人乳头瘤病毒）疫苗，可以在很大程度上预防宫颈癌的发生。
- 有两年以上性生活史的女性，定期进行宫颈癌癌前筛查和 HPV 病毒检查。如果发现有宫颈癌癌前病变或者高危型 HPV 病毒感染，应及时进行干预、治疗。

厘清同房前后的各种疑惑

“安全期”真的安全吗

安全期避孕策略

安全期避孕应用的策略是避开女性卵子的排出时间和可能受精的时间而进行性生活。如女性的一个月经周期为 28 天，通常会在月经来潮前的 14 天左右排卵，卵子排出后可存活 1～2 天，精子进入女性身体后大约存活 3 天，因此排卵前后 4～5 日为易受孕期，其他时间则为“安全期”。

“安全期”真的安全吗

采取安全期避孕其实并没有那么安全。安全期建立在规律的生理周期上，但其实这只存在于理想状态。因为在生活中，女性常常会受环境、情绪、身体状态等方面的影响，排卵周期难以保持始终如一。

有人认为可以用 6～12 个月的月经记录来推算安全期，但这样也存在风险，如同房时太过兴奋会促进雌激素分泌，导致突发排卵。

而且，安全期的计算可能会出现错误。如阴道出血并不一定是真正的月经，也可能是排卵期的出血。

如果不想怀孕，建议这样做

1. 选择合适的避孕套，并正确使用。

2. 女性服用短效口服避孕药。

3. 女性在同房后 72 小时内口服紧急避孕药，但其含大量激素，一年内不宜服用超过 3 次，因此不建议作为常规避孕手段。

为什么会出现性交痛

性交痛是指在性交过程中，生殖器或盆腔突发或反复发生的剧烈疼痛，而且疼痛时间常常可持续至性交结束后数小时。性交痛男女均可发生，但男性发生率较低。

出现性交痛的原因主要有以下这 4 点。

1 交流不足

同房时，彼此缺乏交流和温存、动作粗暴易导致性交痛。

解决办法

在同房前将前戏做足，增加爱抚和亲吻等行为会使女性阴道黏液分泌增多，阴道润滑后可减少同房不适感。

2 妇科疾病

阴道炎、子宫内膜异位症、妇科肿瘤等疾病会引起性交痛。

解决办法

及时到正规医院检查病因，进行针对性治疗，治愈后再同房。

3 雌激素水平低

女性进入绝经期或卵巢早衰、雌激素分泌下降、外阴阴道萎缩、阴道分泌物减少，易导致阴道干涩而引起同房疼痛。

解决办法

可使用润滑剂改善，如果仍无好转，可遵医嘱补充雌激素。

4 心理因素

在经过检查之后，若未发现有疾病，则可能是心理因素导致的性交痛，如紧张感、厌恶感、恐惧感等。

解决办法

同房前，多进行爱抚、亲吻，消除紧张感、恐惧感等，使阴道润滑，减少性交痛。

同房后阴道出血的原因有哪些

周女士 32 岁，来院就诊时说最近 3 个月总是同房后出血，月经也不正常，每次月经都持续一周到半个月。上半年刚做的妇科检查，提示为轻度宫颈炎。医生发现她的宫颈柱状上皮异位为轻度，但在宫颈口内侧有一个鲜红色的小肉赘，直径约 0.5 厘米，随即做了摘除术，并将摘除物做了组织细胞学检查。病理结果显示为宫颈息肉，医生嘱咐周女士禁止同房 1 个月。

同房后出血的原因有以下几种。

1. 宫颈柱状上皮异位：宫颈柱状上皮异位会引起同房后出血的症状，妇科炎症、激素水平变化都会导致宫颈柱上皮异位。除此之外，还可能是宫颈癌前病变的表现，应予以重视。

2. 宫颈炎：宫颈炎急性发作期常常会出现同房出血，但一般还伴有分泌物增多、黄脓性白带，外阴瘙痒灼热等症状。

3. 宫颈息肉：宫颈息肉也是同房后出血的常见原因，大多数宫颈息肉可直接摘除，有些根部比较深的息肉需要进行电切，以减少息肉复发的风险。

4. 宫颈癌：癌变后的组织质地变脆，触碰容易出血。如果发现同房出血，一定要及时就诊，排除恶性病变的可能。

5. 处女膜或阴道损伤：处女膜裂伤多见于首次同房。彼此缺乏经验、过于紧张和激动等可能会造成阴道损伤，如不能及时止血，应及时就诊。

6. 其他：出血的原因还可能是阴道肿瘤、阴道炎、月经前后，或是宫腔内异常出现不规则经间期出血等。

最好在第一次性生活前接种 HPV 疫苗

HPV 的中文名叫人乳头瘤病毒，可分为低危型和高危型。低危型就是常见的引起尖锐湿疣的病毒（如 HPV6 等）；高危型（如 HPV16 等）则可能引发宫颈癌。

目前我国 HPV 二价疫苗和九价疫苗的适用人群是 9～45 岁的女性，四价疫苗是 20～45 岁。可以根据自身情况以及疫苗可及性等尽早接种。

第一次性行为前接种 HPV 疫苗是最佳时机，接种疫苗越早，越能早获得保护。因此，在规定的接种年龄内，父母可帮助孩子选择合适的疫苗进行接种，以获得最佳的防护效果。

没有性生活的人接种 HPV 疫苗可以有效预防宫颈癌，有性生活的人也应接种 HPV 疫苗，有助于预防未感染的亚型病毒。总之，无论有没有性生活，建议 9～45 岁女性接种 HPV 疫苗，以保护自己和伴侣的健康。

性与性爱是有区别的，女孩要学会分清

性是欲望，渴望接触对方的身体以及从对方的身体得到快感，彼此是物化的、分裂的，一旦满足了性欲，便会将另一半抛掷一边，不管不问。所以，女孩要学会判断，当一个男孩说“爱你”“我要和你一直在一起”的时候，是为了要和你发生性行为而满足私欲，还是真的爱你。

性爱是两人身心的交融，一点一点慢慢推进，最终融为一体。性爱包含彼此的过去、现在、未来的责任等。性爱是感受彼此的感受，理解对方，尊重对方。

女孩应有辨别性与性爱的能力，自尊、自重、自爱才能在适当的时机遇到真心爱人。

第5章

孕育期与孕产期：感受初为人母的兴奋与惶恐

想备孕了，
这些知识你都了解吗

如何判断自己属不属于易孕体质

特征 1 月经周期规律

月经周期规律的女性，基本都是易孕体质。因为月经周期规律意味着卵巢功能正常，卵子能正常排出。

反之，如果月经周期长期不规律，意味着卵巢功能有问题，可能不排卵或者排卵延迟。

特征 2 皮肤光滑、体形匀称

女性皮肤弹性较好，肤色白里透红，一般来说，与体内激素的分泌水平有关。所以，备孕前做性激素检查是很有必要的，检查项目包括雌激素、孕激素、促卵泡激素、黄体生成素以及睾酮和催乳素等。

反之，内分泌失调多伴有精神紧张、压力大、抑郁、容易变胖等表现，易造成女性的不孕体质。因此备孕时需要保持精神愉快和心态放松。

特征 3 处于最佳育龄

生理年龄在 25 ~ 30 岁的女性，由于身体各个器官发育成熟，卵子的生理年龄也年轻，更容易受孕。

不孕到底指什么？应该查什么

不孕指女性无避孕进行性生活至少 12 个月而未孕。不孕分为原发性和继发性，既往从未有过妊娠史，未避孕进行性生活而从未妊娠者为原发不孕；既往有过妊娠史，而后未避孕连续 12 个月性生活未孕者为继发不孕。

女性不孕需要做哪些检查

必查项目

1. 生殖内分泌因素相关检查项目：性激素、血糖、甲状腺功能（简称甲功）等。

2. 感染因素相关检查项目：优生五项检查（TORCH）、衣原体、白带常规及阴道微生态、淋球菌、HPV、薄层液基细胞学检查（TCT）等。

3. 生殖器官相关检查项目：阴道 B 超（或三维超声）等。

4. 免疫因素相关检查项目：抗心磷脂抗体（AcA）、抗 β_2－糖蛋白 Ⅰ 抗体、生殖免疫检查等。

5. 常规检查项目：血常规、尿常规、肝肾功、凝血、ABO 血型及 Rh 血型、红细胞沉降率、传染病检查、心电图、胸片。

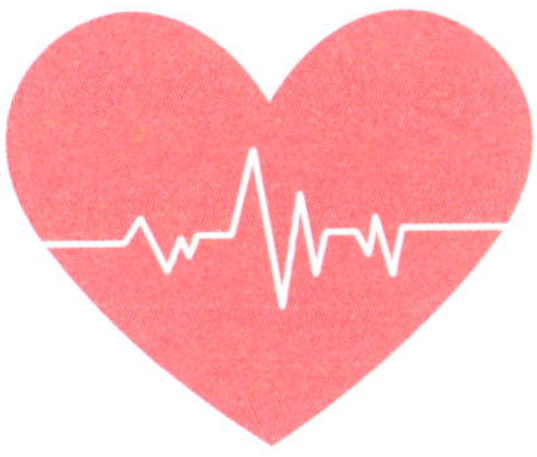

检查注意事项

1. 月经来潮第 2 天及月经后 3～7 天检查最佳，其他非月经期亦可。

2. 阴道分泌物检查前 24 小时内禁止性生活、阴道检查、阴道灌洗及用药。

什么是宫外孕？如何避免宫外孕

宫外孕，也叫异位妊娠，通俗来讲就是指受精卵在子宫外（如输卵管）着床。

如何预防宫外孕的发生

宫外孕的危害很大，因此，在怀孕前做好准备，对于预防宫外孕有一定帮助。女性朋友可以从以下这几点做起。

做好孕前检查	如果患有妇科疾病一定要治愈后再怀孕，清楚自身的健康情况，尤其是输卵管有问题的女性更不可大意。对于正常受孕有困难的女性，如果需要服用排卵药物，一定要在医生的指导下进行，怀孕后定期到医院检查胚胎情况
少吃紧急避孕药	长期吃紧急避孕药会造成内分泌系统紊乱，影响排卵，对身体造成伤害
避免多次流产	频繁流产是引起宫外孕的一个重要原因。不少年轻人安全意识不足，常出现意外怀孕，又不想要小孩，只能被迫流产。无论是药物流产还是人工流产，对女性身体伤害都很大。平时要做好避孕措施，保护自己
养成良好的生活习惯	除了要注意营养均衡外，还应多休息、少熬夜，生活中放松心情，保持心情愉悦，让身体处于健康状态

备孕要做哪些检查

想要孕育聪明健康的宝宝，科学备孕很重要，而孕前检查作为其中一项，却被很多人忽视了。

在产科门诊中，经常会看到有女性怀孕后才发现自己的健康出现了问题，比如长了子宫肌瘤、血糖偏高等，以致出现早产、妊娠合并症或并发症，甚至危及生命。如果能在孕前检查发现问题，就能在备孕前及时进行干预和治疗，健康地迎接新生命。

孕前必查项目

血常规

血常规可以了解血型，检查前无须空腹。如果母体和胎儿血型不合，会引起胎儿水肿、溶血性贫血等，这种疾病叫作新生儿溶血症。

除此之外，还可以筛查是否有贫血，如地中海贫血、血液病等。地中海贫血具有遗传性，如双方患有同型地中海贫血可能生育出重型地中海贫血儿，所以建议孕前检查，及早发现，针对性地制定孕育计划。

尿常规

通过检查中段尿（排尿中段的尿液），可以初步筛查有无泌尿系统感染、肾脏疾病等。

肝功能、肾功能、空腹血糖

需空腹抽血。如果空腹血糖升高，可能存在糖尿病的可能性，需推迟备孕，并予以治疗。

乙肝、梅毒和艾滋病

抽血检查，无须空腹。早期筛查并给予正确的指导和治疗，可以大大降低母婴传播率。

孕前备查项目

宫颈癌筛查

25 岁以上未筛查过或未规律筛查的女性建议在孕前检查此项，排除宫颈病变。如果活检结果无异常或为低级别癌前病变，经专业医生充分评估后可正常备孕。

优生五项检查（TORCH）

检查项目包括弓形虫、风疹病毒、巨细胞病毒、单纯疱疹病毒的抗体IgG和IgM。妊娠期的前3个月，胎儿的感染率较高，容易引起流产及胎儿畸形。因此，及时发现并给予有效治疗很有必要。

阴道分泌物检查

取阴道内分泌物，检查白带常规，淋球菌和沙眼衣原体，排除阴道炎及引起急性宫颈炎的病原体，孕期感染会增加流产风险。衣原体和淋球菌可通过性行为传播，因此确诊的话需要夫妻同治。

甲状腺功能检查

空腹状态下抽血检查，如果孕期出现甲状腺相关疾病，可能会对孕妇和胎儿都造成影响，比如早产、流产、新生儿甲减、胎儿智力发育不良等。

口服葡萄糖耐量试验

肥胖、有多名直系亲属患糖尿病的女性要进行口服葡萄糖耐量试验。

先空腹抽血，口服75克葡萄糖后分别于0.5小时、1小时、2小时抽血测血糖，筛查糖尿病及糖耐量受损风险。如果检查结果异常，应进行针对性的饮食和运动指导。

血脂水平检查

空腹抽血。如果甘油三酯、总胆固醇或低密度脂蛋白升高，提示血脂异常，需进行饮食控制，或者遵医嘱吃降脂药治疗。

妇科超声检查

明确有无子宫内膜息肉、子宫肌瘤、病理性卵巢囊肿等情况。

心电图检查

初步筛查心脏疾病，注意不要在饥饿状态下检查。如果检查结果异常，需进行超声心动图进一步明确诊断，并到心内科就诊。

胸部X线检查

筛查心肺疾病，射线量极低，不影响正常备孕。如果检查结果异常，需到呼吸科就诊，根据病情决定是否推迟备孕。

35 岁以上，又患糖尿病该如何备孕

门诊举例

35 周岁的小霞已经有了一个 6 岁的女儿，是顺产。现在她想要个二宝，挂号过来找我咨询。“大夫，我身体一向不错，只是最近两年查出了 2 型糖尿病。一直在口服二甲双胍缓释片治疗，血糖控制得不错。我可以要二宝吗？”

高龄妊娠是妊娠糖尿病的危险因素。因此，高龄备孕女性合并糖尿病在孕前进行适当的评估及处理对于后期安全妊娠是非常重要的。

糖尿病女性应计划备孕

在糖尿病未得到控制前应采取避孕措施。

如打算要宝宝，不管是一宝还是二宝，备孕的糖尿病女性需要做到以下这几点。

1. 应在受孕前进行全面检查，包括血压、心电图、眼底、肾功能、糖化血红蛋白（HbA1c）等。

2. 遵医嘱调整药物。在医生指导下停用口服降糖药，改用胰岛素控制血糖。

3. 严格控制血糖，加强血糖监测。

餐前血糖控制在 3.9 ~ 6.0 毫摩 / 升，餐后血糖在 7.8 毫摩 / 升以下，HbA1c 控制在 7.0% 以下（用胰岛素治疗者），在避免低血糖的情况下尽量控制在 6.5% 以下。

4. 控制血压，将血压控制在 130/80 毫米汞柱以下。

3 个月后，去内分泌科就诊评估，血糖和血压都正常，即可开始备孕。

高龄备孕常见的 4 个误区

现代女性结婚和生育的年龄越来越大，医学上把预产期年龄超过 35 岁的女性称为高龄产妇。

女性 35 岁以后排卵功能逐渐下降，自然流产和胎儿染色体异常的比例会上升，妊娠期合并高血压、糖尿病的风险也会增加，因此年龄大的女性备孕要注意以下 4 个误区。

误区 1 健康状况不理想而犹豫不决

有些准备要孩子的大龄女性超重或肥胖，甚至合并高血压、糖尿病、甲状腺疾病，或者有子宫肌瘤、卵巢囊肿、子宫内膜异位症、宫颈病变、HPV 感染等。她们一直在做思想斗争，怕自己的状态不佳而影响孩子，担心孩子输在起跑线上。

大夫提示

此类人群要做的是保持健康的生活方式，坚持健康均衡的饮食、规律运动、保持平和的心态，维持正常体重、血糖、血压。孕前还要进行系统检查，找相关专科医生咨询，调整为合适妊娠的药物并监测病情。

误区 2 排卵期才过性生活

有些女性为了要孩子做了周密的计划，还去医院通过超声检查监测排卵，1 个月仅在排卵期与老公过性生活，认为这样养精蓄锐最容易受孕。

大夫提示

这种目的性很强的性生活是不利于备孕的，因为过少的性生活会使精子在女性体内存留时间过长、精子老化、精液成分改变，这些“老弱病残”的精子都是不利于受孕的。但是，过频的性生活会使精子数量减少、质量较差。所以推荐备孕期间每周进行 2～4 次的性生活。

误区3 过度依赖技术手段

社会上还有一个误区就是认为可以直接采用试管婴儿技术来完成受孕。

大夫提示

试管婴儿等辅助生殖技术是解决不孕不育的手段，如果夫妇在没有避孕的情况下规律性生活1年以上未妊娠为不孕。在检查了精液、排卵功能、输卵管和子宫内膜的情况，采用促排卵、改善精子存活率、疏通输卵管治疗均无效后，最后才选用此技术。

误区4 想靠试管婴儿技术怀双胎

有的女性希望通过促排卵怀上双胎，这样辛苦怀孕一次能有2个孩子。

大夫提示

双胎甚至多胎是有风险的，容易发生流产、早产、双胎之一胎死宫内，还可能出现双胎输血综合征、妊娠高血压、妊娠糖尿病及妊娠期贫血、产后出血等，如果再加上“高龄”这一因素，就更加危险了。所以，建议遵循自然规律，不要刻意制造双胎。

总之，年龄大的女性备孕要调整生活方式，健康饮食、规律锻炼、平衡心态，从生活、家庭、经济等各方面做好准备。

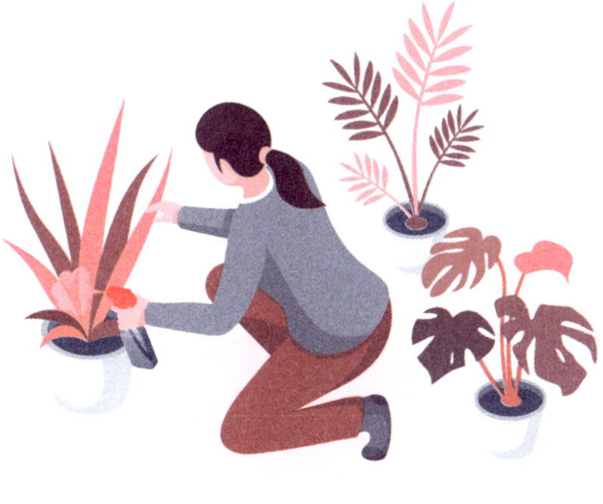

医生不说你不知道的孕期小知识

孕期产检流程，一看就懂

孕育新生命是准妈妈们既期待又紧张的一个过程，每一个家庭都希望孕育的宝宝能健康发育直至平安降临。所以，产检成了孕妈妈孕期的头等大事。

通过产检，医生可以了解胎儿的发育情况和孕妈妈的身体状况，能够尽早发现异常情况并采取相应的处理措施，以保证母胎健康。

	检查项目	检查目的
第 1 次检查（6~8 周）	血 HCG（人绒毛膜促性腺激素）+ 孕酮，超声检查	确定宫内妊娠，胎儿胚芽及心管搏动代表胎儿目前处于存活状态
第 2 次检查（11~14 周）	体重和血压；产前常规化验，停经 12 周前完成艾滋病、梅毒、乙肝检查。停经 11~13 周进行 B 超 NT（颈后透明层）检查	确认孕妇的体重增加是否在正常范围内，检查孕妇是否有高血压、低血压、妊娠糖尿病和妊娠中毒症

续表

	检查项目	检查目的
第 3 次检查（15～20 周）	常规检查（血压、体重、宫高、腹围、胎心率）、唐氏综合征产前筛查、产科彩超	检查胎儿是否存在染色体异常，智力是否有障碍
第 4 次检查（21～24 周）	产科检查、胎儿四维、系统超声及胎儿心脏超声	排除严重胎儿结构畸形
第 5 次检查（25～28 周）	产科检查、口服葡萄糖耐糖实验（OGTT）、血常规，甲功三项	检查是否有妊娠糖尿病
第 6 次检查（29～32 周）	产科检查、产科 B 超（小排畸）、胎心监护、脐血流	评估胎盘位置，复查超声异常指标
第 7 次检查（33～36 周，每 2 周一次）	产科检查、胎心监护、脐血流，复查血常规	评估胎儿大小，胎位、羊水等情况，胎心监护
第 8 至第 11 次检查（37～40 周，每周一次）	产科检查、GBS（B 族链球菌）检查、胎心监护、脐血流	判断宝宝能不能顺利分娩，根据胎儿的胎动及胎心率了解宝宝的状况

注：以上所有检查项目为常规检查，孕妇根据个人情况选择复查部分指标。

这些孕期并发症，早知早防

贫血

妊娠中期血管容量增加，导致血液生理性稀释，而且由于胎儿生长迅速，需要更多的钙、铁等微量营养素，孕中期容易发生或加重贫血。孕妇易出现气喘、心悸、头晕、疲劳、失眠、记忆力差等贫血症状。这种情况应及时就医，在医生的指导下通过饮食及药物纠正贫血。

阴道出血

妊娠后期容易出现阴道出血问题，可能的原因包括胎盘前置、胎盘早剥、胎盘边缘血窦破裂出血等。在妊娠期间出现阴道出血的情况需要及时到医院就诊，查明原因。

妊娠高血压

妊娠期高血压为较危险的并发症，孕妇可能会出现血压增高，也可能出现尿蛋白、头痛、眼花等症状。妊娠高血压对胎儿、孕妇危险较大，如果发现血压增高，体重明显增加，一定要及时就医。

妊娠期肝内胆汁淤积症

只在孕期发生，妊娠终止后消退，好发于妊娠中晚期。主要表现是全身皮肤瘙痒，有时合并轻度黄疸，可能导致胎儿早产、缺氧，甚至死亡。

妊娠期急性脂肪肝

如果出现恶心、呕吐等消化道症状，需要排除妊娠期急性脂肪肝。因为妊娠期急性脂肪肝进展快，对孕妇危害大，可能在短时间进展到凝血功能障碍，所以一旦发现消化道症状，需要及时到医院进行检查。

胎膜早破

一旦出现胎膜早破，需要平卧抬高臀部，同时尽快送医，防止脐带脱垂等异常情况发生。

孕早期孕酮低，会不会导致胎儿早产

孕酮就是我们常说的黄体酮，是孕早期胚胎发育的重要激素，对胎儿的稳定起着关键作用。

为什么孕酮会低

黄体功能不全

这是孕酮低的常见原因，卵巢排卵后形成的黄体功能不全会导致孕酮含量降低。

环境影响

不良环境也会导致孕酮低，比如工作、生活环境不好，心理压力大，辐射等。

生活方式

不健康的生活方式，比如经常熬夜，饮食不规律、缺乏锻炼等，也可能导致孕酮低。

孕酮低等于流产或胎停吗

许多孕妇经常监测孕早期的孕酮水平，惧怕流产，可孕酮低就预示着流产或胎停吗？

怀孕期间孕酮值是不断变化的。孕早期孕酮的分泌量波动很大，所以即使测出孕酮值低，也并不说明胚胎发育异常。而且，不是所有的流产都会出现孕酮值偏低。所以，孕酮低并不一定会导致流产，还应进行其他检查，以明确原因。

孕酮低怎么办

及时就医

孕酮过低可能是由某些疾病引起的，内分泌功能紊乱是常见的原因之一。所以，建议孕妇及时到医院进行检查。

孕酮低是否需要保胎，要根据孕妇的具体情况判断。

如果体内孕酮含量偏低，但是并没有出现先兆流产等情况，一般不必进行保胎。平时应多休息，吃有营养的食物，促进胎儿发育。如果还伴有阴道出血、腹部疼痛等症状，需要及时保胎，可以在医生指导下使用黄体酮、地屈孕酮等药物治疗，避免出现先兆流产。

怀孕过程中需要定期进行 B 超检查和其他各个方面的检查。还可遵医嘱进行膳食及营养素补充。

补充大豆异黄酮

孕酮低的孕妇，可以多摄入大豆异黄酮。大豆异黄酮的主要来源是大豆及其制品，比如豆浆、豆腐等。

避免过度劳累

孕酮需要进行长时间的调理才能恢复到正常水平，因此要多休息，避免劳累。

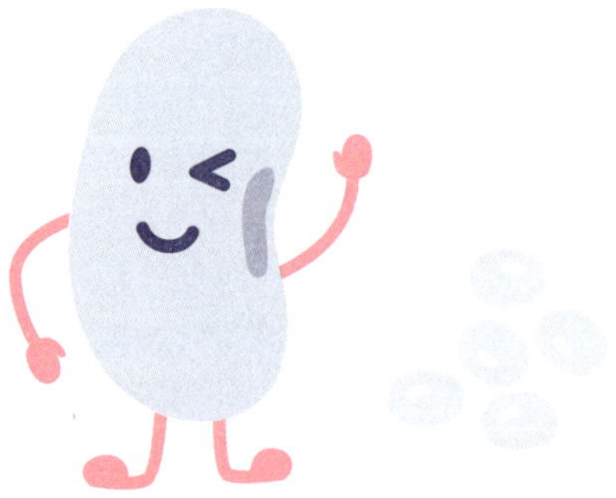

怀孕后发现卵巢囊肿、子宫肌瘤怎么办

育龄女性的卵巢每天都在不断地变化，月经之后就是卵泡发育期，卵泡发育成熟后是排卵期，排卵后黄体形成，周而复始。滤泡囊肿、黄体囊肿还有正在发育中的卵泡，都是正常的生理现象，不需要特别治疗，过 3～6 个月后可能就会自然消失，定期监测即可。

当妊娠遇上卵巢囊肿

小于 5 厘米

孕期首次发现的卵巢囊肿，如果囊肿直径小于 5 厘米，影像学判断为单纯性囊肿，可在医生评估及指导下进行密切观察至妊娠足月，不必处理。

大于 5 厘米

如果卵巢囊肿超过 5 厘米并逐渐增大，需要引起重视。必要时可在进入妊娠中期，流产风险降低以后手术切除囊肿，以防囊肿的扭转和破裂。

卵巢囊肿经医生充分评估后大部分可采取保守观察，一是单纯的卵巢囊性肿块发生癌变的概率很小；二是即使卵巢囊肿的直径超过 5 厘米，发生囊肿扭转或破裂的概率一般不会超过 2%。

当妊娠遇上子宫肌瘤

妇科疾病中常见的子宫肌瘤出现在妊娠期也没那么可怕，用不着动不动就躺在床上保胎。

怀孕期间子宫肌瘤会长大吗

怀孕后，雌、孕激素水平明显上升，子宫供血逐渐增加，理论上子宫肌瘤会逐渐增大，但也不用过分担心，子宫肌瘤一般会在头 3 个月增大，尤其是妊娠期的头 10 周，后续继续增大的概率较小。50%～60% 的子宫肌瘤在孕期并不会增大，甚至还有 8%～27% 的子宫肌瘤在怀孕期间反而缩小了。

从肌瘤大小来看，大于 5 厘米的肌瘤较容易增大，小肌瘤多没有明显改变。所以如果只是长了小肌瘤，不用太担心。

子宫肌瘤对胎儿有影响吗

如果没有其他妊娠合并症或并发症，胎儿的生长一般不会受子宫肌瘤的影响。但若肌瘤体积较大，如黏膜下肌瘤，也可造成胎位不正或流产。

有子宫肌瘤还能顺产吗

如果没有其他妊娠合并症或并发症，多数有子宫肌瘤的孕妇可以顺产，但剖宫产率比没有子宫肌瘤的孕妇略高。原因主要有以下 2 点。

1. 多发性子宫肌瘤。肌瘤不仅长得大，个数还多，这会影响分娩时宫缩的强度及协调性，引起难产。

2. 部分肌瘤生长位置不利于顺产。长在子宫颈部位的大肌瘤，直接挡住了胎儿的出口，容易发生梗阻性难产。

孕期的谣言之说

谣言 1

孕妇不能化妆

孕期化妆需要把握好分寸，适当化妆可以让自己看上去更精神。记得选择孕妇也可以使用的化妆品。睡前把妆卸干净，这样对宝宝就不会有什么影响。至于指甲油、大浓妆还是算了。

谣言 2

孕妇不能吃螃蟹

有些人说孕妇吃螃蟹会流产。这种说法是不科学的，孕妇可以吃螃蟹，但要控制量，对螃蟹过敏、易腹泻、有胃肠道疾病的孕妇不宜吃螃蟹。醉蟹、生腌等生食螃蟹的菜肴，不建议孕妇食用。

谣言 3

孕期爱吃酸的是儿子，爱吃辣的是女儿

这是一种民间的说法，但并没有科学依据。在孕早期，口味发生变化是很正常的，有人喜欢酸的，有人喜欢辣的，适当吃的话，不会对宝宝有影响。但不建议吃特别酸或者特别辣的食物，以免引起宫缩。

谣言 4

孕吐会导致宝宝营养不良

正常的孕吐并不会影响胎儿的正常发育，孕早期时，胎儿只需母体内积蓄的营养就足够。所以，不建议孕妇强迫自己吃不爱吃的食物。但是如果孕吐严重，导致无法进食、脱水等情况，应及时就医，以免对胎儿不利，影响胎儿早期脑部发育。

谣言 5

担心辐射，拒绝做彩超、B 超

有的孕妇担心 B 超的放射性物质会伤害胎儿，所以很抗拒做 B 超。其实，目前尚没有 B 超会伤害胎儿的相关论证数据。反而，如果孕期不做彩超、B 超，胎儿出现异常情况时没法及时发现，对胎儿伤害更大。

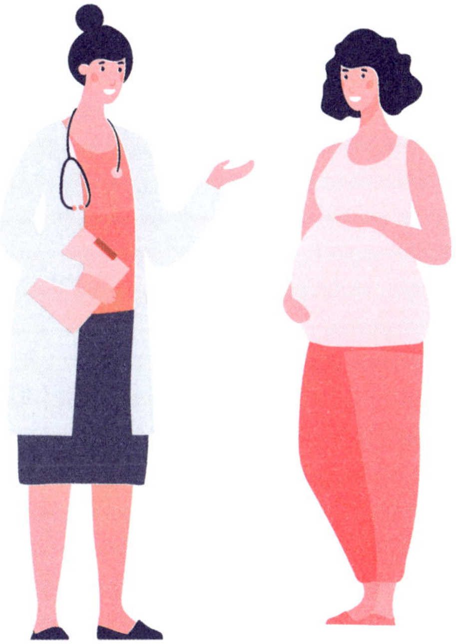

谣言 6

孕期杜绝性生活

怀孕 4 个月后的健康孕妇可以进行适度的性生活，孕晚期应避免性生活，否则可能会造成早产、流产。

孕期恶心呕吐，甘蔗生姜汁止吐效果好

孕吐在孕期是十分正常的，主要表现为畏寒、头晕、流涎、乏力、嗜睡、缺乏食欲、喜食酸物、厌恶油腻、恶心、晨起呕吐等，甚至闻到一些气味就恶心呕吐。

怎么判断孕吐的严重程度

一般可以根据临床症状和实验室检查等方式判断孕吐的严重程度。

临床症状		实验室检查
轻微孕吐	表现为晨起时恶心呕吐，呕吐次数较少，通常不会对正常进食产生影响	实验室检查项目包括尿常规、电解质检查等，如果检查结果正常，则说明为轻微孕吐
严重孕吐	表现为剧烈呕吐，导致孕妇不能正常进食和喝水，还可伴有全身无力、行走困难、呼吸加速等现象。部分孕妇甚至会因剧烈呕吐而脱水，表现为皮肤干燥、出汗减少、口渴、尿量减少等	如果检查结果提示尿酮体水平大幅升高、电解质紊乱等，则说明为严重孕吐

轻、中度孕吐可以这样缓解

1. 建议少吃多餐，可以每隔 1～2 小时吃一餐，每餐只吃一点儿。手边可以备一些坚果、小面包、苏打饼干等零食。

2. 可以吃富含维生素 B_6 的食物来缓解孕吐，比如牛油果、瘦肉、金枪鱼、香蕉、坚果等。

甘蔗生姜汁可以缓解孕吐

甘蔗可以解热止渴、生津润燥、和中宽膈、下气止呕、助脾健胃；生姜可以温中止呕。二者做成的饮品有助于缓解孕吐。

甘蔗生姜汁

食材

甘蔗 20 克，姜丝 5 克。

做法

甘蔗和生姜榨汁后饮用。

贫血喝猪肝枸杞菠菜汤，补血效果佳

妊娠期贫血会影响胎盘的供氧和营养，进而影响胎儿生长发育，出现早产、胎儿生长受限、胎儿缺氧甚至死胎。

孕妇为什么容易贫血

1. 生理性贫血：怀孕后血容量增加以维持胎儿的生长发育，血浆量增加多于红细胞增加，就会出现生理性的血液稀释。

2. 妊娠期铁的需求量增加：孕妇除了要满足自身对铁的需求，还需要满足胎儿的需求。孕早期、孕中期、孕晚期的铁推荐摄入量分别为 18 毫克、25 毫克和 39 毫克。

3. 铁摄入量不足：妊娠反应，挑食等不良饮食习惯会导致铁摄入量不足。

通过食疗缓解孕期贫血的症状

1. 动物血和动物肝脏中既含有丰富的铁、维生素 A，也有较丰富的叶酸，能有效促进身体对铁的吸收。

2. 新鲜的绿色蔬菜含有丰富的叶酸、维生素 C。叶酸参与红细胞的生成，可以辅助造血。缺乏叶酸也会造成贫血。维生素 C 可促进细胞生长和分裂，促进胎儿的新陈代谢，调节胎儿的免疫力。

猪肝枸杞菠菜汤，补血效果佳

菠菜猪肝汤有养肝明目，补血养颜的功效。此汤有助于缓解孕期贫血。

Tips

如果食物不能满足对铁的需求量，可以遵医嘱口服铁剂。

猪肝枸杞菠菜汤

食材

猪肝 100 克，菠菜 75 克，枸杞子 5 克。

调料

生姜、料酒、盐各适量。

做法

1. 猪肝洗净切薄片，加料酒、盐略腌；菠菜洗净切段，用沸水略焯，捞起备用；生姜洗净，切片。
2. 水沸下猪肝片，加入姜片、料酒，煮 3 分钟，去浮沫，放入菠菜段和枸杞子，大火煮沸，加盐调味即可。

孕期抽筋，这样按揉腿部可以缓解

孕期抽筋是指孕妇肌肉负担增加引起的小腿肚、脚部及腰部肌肉急性收缩的现象，常伴有痛感。

为什么孕期会抽筋

1. 缺钙。缺钙很容易造成肌肉收缩，出现抽筋。妊娠期间，胎儿的骨骼发育所需要的钙质全都来自母体，孕妇如果不增加钙的摄入，易导致自身缺钙。夜间血钙水平较白天低，所以更容易发生抽筋。

2. 腿部压力过大。随着胎儿发育，孕妇自身的体重不断增加，腿部受到更大的压力，长时间站立或走动又加重了腿部的负担，导致肌肉出现痉挛。

3. 睡姿不当。长时间维持一个睡姿会使血液回流受到阻碍，血液循环减慢，诱发腿部肌肉痉挛。

4. 过度疲劳。日常生活中久站、久坐、长时间行走等，可能会增加肌肉的负担，从而导致肌肉痉挛，引起抽筋。

孕期抽筋怎么办

按压腘窝肌肉：孕妇腿抽筋时要立即改为坐位，将抽筋的腿伸直，用手紧握前脚掌，向外侧旋转抽筋腿的踝关节，然后用大拇指强力按压腘窝两边硬而突起的肌肉，使过度兴奋的肌肉神经镇静下来。

如何预防抽筋

1. 孕妇每天要保证摄入足量的钙，维持电解质平衡，注意多吃含钙丰富的食物，如牛奶、芝麻、绿叶蔬菜、大豆及其制品等，还可以多晒太阳补维生素 D 促进钙吸收。

2. 适当运动，有助于防止抽筋加重，但是不可运动过量。

3. 注意小腿的温暖，不可受凉。还可在睡前对小腿进行热敷按摩。

4. 睡觉时可以在脚下垫一个垫子，以减轻腿部疲劳。

5. 注意日常护理：平时坐、站时，可以经常变换姿势，穿柔软而有弹性的平底鞋，以减轻腿部压力。

产后不适，怎么调养恢复快

产后奶水少，花生大枣莲藕汤可通乳

如何判断奶水不足

给宝宝喂奶时，很多妈妈发现宝宝老是吃不饱，或者一会儿就饿，这种情况可能是奶水不足。可以通过以下 4 个标准判断奶水充足与否。

1. 无涨奶感。
2. 每天能实现 8 ~ 12 次质量高的母乳喂养。
3. 哺喂时，婴儿有节律地吸吮，并可听见明显的吞咽声。
4. 如果婴儿每天能尿湿 5 ~ 6 个纸尿裤，说明婴儿是能吃饱的。

乳汁少的原因

乳汁过少称之为“缺乳”。西医认为多由产后垂体前叶功能减退、乳腺发育不良、缺乏催产素、睡眠障碍、营养不良等因素导致。中医认为产后乳汁过少主要是由于产后气血虚弱，气血生化不足，乳汁化生乏源；或是由于产后抑郁、情志不畅，肝失调达，气机不畅，乳脉不通，乳汁运行不畅；或是产后过食油腻厚味食物，导致脾失健运，聚湿成痰，痰气阻塞乳络。

花生大枣莲藕汤，催乳效果好

莲藕能清除腹内积存的瘀血、增进食欲、帮助消化、促进乳汁分泌。莲藕性寒，产后不能过早食用，建议产后半个月再食用。

花生大枣莲藕汤

食材

莲藕 50 克，花生米 20 克，大枣 4 个，姜片适量。

做法

1. 莲藕洗净，削皮，切片备用；花生米略煮，以去涩味。
2. 锅内加水烧开，放入莲藕、花生米、大枣、姜片，煮 15 分钟即可。

产后体虚，喝芪枣鳝鱼汤补虚又养气

孕妇产后常出现体虚。分娩时失血过多、过度用力、疼痛、创伤，都会耗损气、血、津液，使体质开始变虚。

产后体虚 4 大症状

脸色发黄	产妇身体虚弱通常是气血不畅造成的，这种情况会直接反映在皮肤上，表现为脸色发黄、皮肤暗沉
便秘和痔疮	产后长期卧床容易便秘，引发痔疮。再加上分娩时会阴伤口的疼痛感，很多产妇一想到排便就有恐惧感，这也加重了便秘
失眠盗汗	产后易出现失眠、盗汗等情况
头晕	产妇出现头晕，一般是贫血造成的

芪枣鳝鱼汤，补虚养气效果好

这道药膳适用于气血不足之面色萎黄、消瘦疲乏；或产后气虚血弱之恶露不尽、面黄气短；或病后贫血、风寒湿痹等。

芪枣鳝鱼汤

食材

鳝鱼 500 克，黄芪 30 克，生姜 2 片，大枣 6 个。

做法

1. 黄芪、大枣（去核）洗净；鳝鱼治净，切段；起油锅，放入鳝鱼段、生姜片，炒至鳝鱼微黄。
2. 黄芪、大枣、鳝鱼段入另一锅内，加适量清水，大火煮沸，转小火煲 1 小时即可。

产后恶露不尽，糯米阿胶粥助排恶露

恶露指分娩后在胎盘剥落、子宫修复过程中，经阴道排泄出来的分泌物。

产后排恶露的 3 个阶段

血性恶露

产后第 1 天的量较多，色鲜红，有时还带小血块，有血腥味，但不臭，产后 1 周内都是这种恶露。如恶露的量明显超过月经量应予以重视，及时就医。

浆液性恶露

在产后 5～10 天排出，其颜色变浅，呈淡红色浆液状。

白色恶露

在产后 10～14 天排出，恶露逐渐由淡红色变为淡黄色或白色，其量比平时的白带多，持续时间为 10 天左右。

一般情况下，产妇在产后 20 天左右就会排净恶露。但是由于个体差异，产后恶露量的多少和持续时间不尽相同，也有少数产妇的恶露拖到 1 个月左右才排净。

恶露不尽的病因

恶露不尽多是由于产妇没有休息好，引起子宫复旧不全或合并炎症，使子宫内膜难以修复，造成阴道断断续续地出血。

糯米阿胶粥，活血化瘀效果好

阿胶与红糖熬粥，对于产后阴血不足、血虚发热引起的恶露不尽有辅助治疗作用。

糯米阿胶粥

食材

糯米 60 克，大米、阿胶各 30 克，红糖适量。

做法

1. 阿胶烊化备用；糯米、大米淘洗干净，放入锅中，加适量清水煮至粥熟。
2. 粥熟后放入阿胶和红糖，边煮边搅匀，煮至红糖化开即可。

产后腰痛、乏力，热敷可缓解

产后腰痛症状多样，以腰背部、腰骶部疼痛常见，多伴有腰无力、僵硬、晨起时一过性疼痛。弯腰、久坐、久站等姿势易诱发。

产后腰痛的病因

腰肌劳损	外邪侵袭
产后身体还未完全恢复就经常弯腰做家务或长时间坐着喂奶等，造成腰部受累过重。这种情况建议产妇多休息，避免过度劳累	产后体虚，身体抵御外邪的能力降低，极易受外邪侵袭，尤其是风、寒、湿，一旦外邪入体，就会出现腰背酸痛或游走性疼痛等不适

怎么做可以缓解产后腰痛

1. 卧床休息。

产后腰疼应以卧床休息为主，这样可以减轻腰部负重，缓解疼痛症状。产后通常需要卧床休息 1～2 周。

2. 物理治疗。

如经过休息之后腰疼的症状仍然存在，可以进行物理治疗，如热敷。可用热毛巾或热水袋对疼痛的部位进行热敷，以减轻局部肌肉紧张，加快血液循环，缓解腰疼症状。此外，还可以配合超短波疗法或远红外线治疗。

3. 增加核心肌群的锻炼。

避免产后长期卧床，产后 42 天内可以适当做些恢复性运动，不建议做大幅度运动。之后可以做些增强下腹部核心肌群力量的运动，比如凯格尔运动、瑜伽、普拉提。

产后小腹瘦不下来，有可能是腹直肌分离

一个动作自测腹直肌是否分离

1. 仰卧，两腿弯曲，露出腹部。

2. 左手在头后支撑，右手食指和中指垂直探入腹部，身体放松。

3. 将上身抬起，可以感觉到两侧腹肌向中间挤压手指（这属于正常情况）。如果感觉不到挤压，那么就把手指向两边挪动，直到找到绷紧的肌肉。测量两侧肌肉的距离：2 指以内为正常，2～3 指需改善，3 指以上属于比较严重的腹直肌分离，需要就医。

腹直肌分离的治疗

针对腹直肌分离，一般产后康复科采用仿生物电刺激治疗、运动疗法、中医康复、呼吸训练等方法进行修复。

仿生物电刺激治疗

通过腹部电极片给予腹部肌肉不同强度的电刺激，提高肌肉兴奋性，帮助肌肉被动收缩，提高肌肉运动功能和肌肉强度，最终两侧腹直肌逐渐向腹白线处集中。

运动疗法

运动疗法适合腹直肌分离 2～3 指的患者。在进行此疗法前，先检查盆底肌力，肌力达 3 级以上（提肛运动可以做 3 次，每次可维持 3 秒）才能进行腹直肌分离治疗。

站姿收腹

动作要领：靠墙站立，保持中立位，枕后、背部和臀部贴墙，双脚距墙约 30 厘米。吸气时准备，呼气时腰椎贴墙，吸气还原。每组 10～15 次，每次 2～3 组。

注意：不要用手臂推墙，身体主动靠近墙壁，尽可能收腹，想象肚脐向墙靠近。

仰卧抬腿

动作要领：仰卧，双腿弯曲，双脚分开与髋同宽。双手放身体两侧，脊柱和骨盆保持中立。呼气时抬起右腿，膝关节弯曲 90 度，吸气时落下。每组 6～8 次，每侧腿 2～3 组。

注意：腿落下时腰椎不要拱起，保持骨盆稳定。

仰卧蹬腿

动作要领：仰卧，下巴微收，双手扶住右小腿前方，腰椎压住垫子。吸气时准备，呼气时右腿向远处蹬。每组 6~8 次，每侧腿 2~3 组。

注意：手扶腿时，尽量向胸口按压，帮助腰椎压向垫子。腿向远处伸时保持腰椎不抬起。

平板支撑

动作要领：俯卧，肘关节与肩关节垂直。膝关节撑地，上身平行地面。保持身体稳定，停留 1 分钟。如力量允许，时间可逐渐延长。

注意：收紧腹部，不要塌腰、塌肩，肘关节用力压垫子。

中医康复

以揉、按、推等推拿手法，按照经络循行走向刺激相应穴位（神阙穴、中极穴等）进行治疗，可加强肌肉收缩，增强腹部肌肉柔韧性，改善产后腹直肌分离的问题。

注意事项

- ☐ 不依赖束缚带
- ☐ 不暴饮暴食

腹式呼吸

适合轻度的腹直肌分离者。腹式呼吸指吸气时横膈下沉使腹部凸起，吐气时用力压缩腹部使其下凹，使肺部气体尽量排出。跟胸式呼吸相比，腹式呼吸可以让横膈上下移动，吐气时横膈会上升，吸气时横膈下降。腹式呼吸是深度呼吸，可以将大量停滞在肺底部的废气吐出来。

腹式呼吸时用鼻吸气、用口呼气，无论是吸还是呼，都要尽量达到“极限”，即吸到不能再吸、呼到不能再呼。呼吸要深长而缓慢，一呼一吸保持在 10 秒左右。即深吸气（鼓起肚子）3~5 秒，屏息 1 秒，然后慢呼气（回缩肚子）3~5 秒，屏息 1 秒。

高危妊娠对孕产妇及胎儿有较高危险性，可能导致难产，危及母胎健康。具有高危妊娠因素的孕妇，称为高危孕妇。

高危妊娠因素

1. 孕妇年龄小于 18 岁或大于 35 岁；孕妇身材矮小（1.4 米以下）；孕妇体重过轻（<40 千克）或过重（>85 千克）。

2. 异常妊娠或分娩史：如自然流产、早产、死胎、难产（包括剖宫产史）、新生儿死亡、新生儿畸形或有先天遗传性疾病等。

3. 各种妊娠并发症：如胎盘前置、胎盘早剥、羊水过多或过少、胎儿宫内生长迟缓、过期妊娠、母儿血型不合等。

4. 其他妊娠合并症：如心脏病、糖尿病、高血压、肾脏病、肝炎等。

5. 可能发生分娩异常的情况：如胎位异常、巨大儿、多胎妊娠、孕妇骨盆位置异常等。

6. 妊娠期接触大量放射线、化学毒物或服用对胎儿有影响的药物。

7. 有盆腔肿瘤或相关手术史。

8. 有遗传性疾病家族史。

妊娠风险等级划分

绿色（低风险）

情况良好，未发现妊娠合并症、并发症。

黄色（一般风险）

1. 基本情况：年龄≥35 岁或≤18 岁；BMI 值 >25 千克 / 米 ^{2} 或 <18.5 千克 / 米 ^{2}；生殖道畸形；骨盆狭小；不良孕产史；瘢痕子宫；子宫肌瘤或卵巢囊肿≥5 厘米；盆腔手术史；辅助生殖妊娠。

2. 妊娠合并症：如孕产期合并其他系统疾病，但目前病情稳定，没有进行药物治疗；吸毒史及尖锐湿疣、淋病等性传播疾病。

3. 妊娠并发症：如双胎妊娠、先兆早产、胎儿宫内生长受限、巨大儿、妊娠期高血压疾病、胎膜早破、羊水过多或过少、≥36 周胎位不正、低置胎盘、妊娠剧吐等。

橙色（较高风险）

1. 基本情况：如年龄≥40 岁，BMI≥28 千克 / 米 ^{2}。

2. 妊娠合并症：如孕产期合并较严重的其他系统疾病，需要药物治疗；恶性肿瘤治疗后无转移或复发、智力障碍、精神病缓解期等。

3. 妊娠并发症：如三胎及以上妊娠、Rh 血型不合、瘢痕子宫（距末次子宫手术间隔 <18 月）、瘢痕子宫伴中央性前置胎盘或伴有胎盘植入、各类子宫手术≥2 次、双胎及羊水过多伴发心肺功能减退、重度子痫前期、高血压合并子痫前期、原因不明的发热、产后抑郁症、产褥感染等。

红色（高风险）

1. 妊娠合并严重的其他系统疾病。

2. 妊娠并发症：三胎及以上妊娠伴发心肺功能减退、凶险性前置胎盘、胎盘早剥。

紫色（孕妇患有传染性疾病）

所有妊娠合并传染性疾病：如病毒性肝炎、梅毒、艾滋病、结核病、重症感染性肺炎、特殊病毒感染。

如果被确诊为“高危妊娠”，孕妈妈也不要过于忧虑，保持乐观心态，听从医生的产前医嘱，加强产前检查，可以及时有效地控制高危因素，防止危险情况发生。

第6章

更年期：未雨绸缪，实现女性魅力的第二次绽放

怎样判断是否进入了更年期

月经紊乱——月经周期延迟或提前

什么样的月经紊乱提示更年期来了

进入更年期可察觉的明显变化，就是月经周期的改变。

正常女性的月经周期一般是 21 ~ 35 天。如果 40 多岁的女性，在 10 个月的月经周期中，有连续 2 次或以上出现相邻 2 个月经周期变化超过 7 天，那就代表可能进入更年期了。

例如，李女士，46 岁，她的 10 次月经周期时间分别为：25 天、33 天、28 天、30 天、38 天、29 天、30 天、28 天、31 天、25 天。我们能看到第 2 次与第 1 次月经周期相差 8 天，第 6 次与第 5 次也相差 8 天，那么李大姐在 10 次月经中有 2 次周期相差 7 天以上。所以，她存在持续性的月经周期改变，而且她的年龄也在 40 岁以上，属于进入了更年期。

更年期，月经多一点好还是少一点好

月经量多少，其实不用和别人比，和自己以前比就好。如果相比以前明显减少，那就是月经过少。随着年龄增大，月经规律地逐渐减少，多是由于卵巢分泌雌激素的量减少，子宫内膜变薄。情绪不佳、压力大、作息不规律、节食减肥、过度运动、人流、子宫内膜炎等也可能导致排卵异常，从而引起月经过少。除此之外，高泌乳素血症和甲状腺功能异常等内分泌问题也是月经过少的常见致病因素。建议到医院的妇科、内分泌科进行性激素六项检查、甲状腺功能检查。

潮热、胸闷、心悸——血管舒缩功能紊乱

绝经前后是养护心血管的关键时期

更年期伴随的一些症状的发生与心血管疾病或者潜在的心血管疾病相关。更年期女性雌激素分泌减少会导致出现潮热、失眠、关节疼痛、绝经期生殖泌尿综合征等，高达 80% 的更年期女性会出现血管舒缩症状（主要特征为潮热、盗汗等）。相关研究显示，血管舒缩症状的严重程度与心血管疾病风险增加有关。

如何应对血管舒缩功能紊乱

1. 补充雌激素。女性进入更年期后体内雌激素下降，产生阵热潮红、盗汗等症状。医生通常会采用激素补充治疗，适度补充雌激素不仅可以改善更年期症状，还可以缓解骨质疏松、保护心血管、避免血栓，但需遵医嘱使用。

2. 更年期如果出现典型心血管疾病症状，应该去内科排查心脏问题。在排除各项病因后，再去妇科进行激素补充治疗。激素不是保健品，有血栓、非更年期引起的心脏问题或者过胖者都不能补充雌激素。

3. 日常生活中需要注意以下事项。

健康饮食	饮食应少油、少糖、少盐，多吃富含钙、维生素的食物
注意身体信号	肩膀或背部疼痛、恶心呕吐、气喘、难以入眠或有胃肠道问题，可能是心血管疾病的非典型症状，与一般常见的心绞痛、胸闷、冒冷汗等症状不一样，应予以关注
规律运动	维持体重以保护心血管健康
定期体检	定期体检可以早发现、早诊断、早治疗
规律服药	有慢性疾病的患者，要按时就医且规律服药

烦躁、易怒、失眠——雌激素水平失衡

雌激素水平失衡的表现有哪些

由于卵巢功能减退，体内雌、孕激素产量下降，会出现月经长时间不来、绝经等情况。雌激素水平一旦失衡，就会给女性带来诸多麻烦。

雌激素缺乏会导致哪些健康问题

心血管疾病

进入更年期后，女性体内的雌激素水平下降，可能会导致血管内皮细胞功能受损，还可能导致血管壁变薄和硬化，很容易引发心血管疾病。早期激素补充治疗可作为心血管疾病的初级预防手段。

骨质疏松

更年期女性雌激素水平下降，骨量会大量丢失。这时如果给予补钙治疗，可以减少骨质疏松的发病率。激素补充治疗与补钙治疗同时进行，对减少骨量流失来说效果更加明显。

体重增长

雌激素分泌减少会导致人体基础代谢率下降，比如年轻时消耗一个馒头的热量可能只需要 2 小时，而更年期消耗一个馒头的热量可能需要 4 小时。激素补充治疗可以改善人体基础代谢率下降的问题。

神经系统疾病

雌激素对大脑功能的影响主要表现在以下这 2 点。

1 雌激素有神经保护作用，促进多种神经递质的合成。

2 雌激素有扩张血管的作用，可改善大脑血液供给。

此外，雌激素缺乏会导致女性皮肤出现更多皱纹、头发花白、身姿不再挺拔。因此，更年期保健及干预治疗十分重要，适时给予激素补充治疗有利于延缓衰老、预防慢病。

雌激素水平下降的维护方法

1. 饮食调整：保持均衡饮食，多吃富含蛋白质、维生素和矿物质的食物，如鱼类、坚果、豆类等。同时，可摄入富含植物雌激素的食物，如大豆及其制品。

2. 适当运动：适当的运动可以维持身体健康，增强骨骼的强度和肌肉力量。建议进行有氧运动，如慢跑、游泳等。

3. 充足睡眠：保持良好的睡眠对于更年期女性的健康至关重要。建议每天保持 7～8 小时的睡眠，避免熬夜。

4. 心理调适：更年期是女性生命中的一个转折点，可以通过心理咨询、冥想等方式来缓解情绪压力。

月经周期不规律——查性激素 6 项

女性激素水平在月经周期的不同阶段发生着动态变化，调节着女性的生理过程。通过下图可以看出，促卵泡激素（FSH）、黄体生成素（LH）、雌二醇（E_2）和孕酮（P）是随着月经周期变化而变化的。

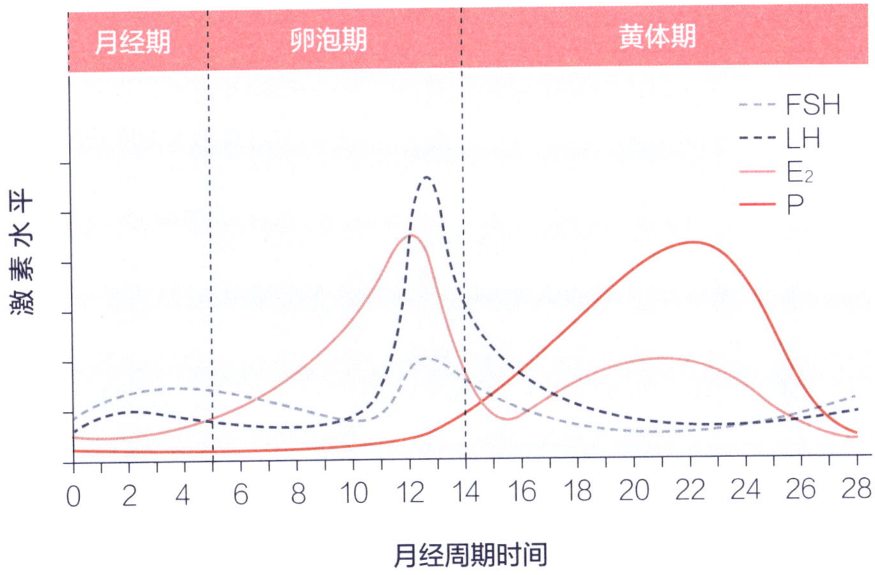

月经周期不规律，遵医嘱查性激素 6 项

促卵泡激素（FSH）和黄体生成素（LH）

FSH 和 LH 在下丘脑的作用下，由垂体分泌产生。FSH 在月经周期的排卵期前到达峰值。此时卵泡发育成熟，LH 的浓度也会增加。LH 含量的突然增加会引发卵泡破裂，释放出卵细胞，即排卵。

FSH 能够在卵泡期刺激卵子的生长和成熟。LH 的主要作用是促进排卵，并在 FSH 的协同作用下，促进黄体的形成和孕激素的分泌。

- 若 FSH 和 LH 低于正常值，则有可能是下丘脑性闭经或垂体性闭经，如席汉综合征。
- 若 FSH 和 LH 高于正常值，提示卵巢可能存在病变，如卵巢早衰。
- 若 LH ：FSH>3 ：1，则提示可能为多囊卵巢综合征。

雌二醇（E_2）

雌激素主要包括三种：雌酮（E_1）、雌二醇（E_2）、雌三醇（E_3），其中含量最高、活性最强的是雌二醇，也是性激素 6 项检测中的重要指标之一。

E_2 主要由卵巢分泌，存在两个峰值。在卵泡发育的早期，雌激素分泌量很少，至月经周期的第 7 日迅速增多，并在排卵前达到峰值，排卵后雌激素水平迅速下降。黄体期，雌激素主要由黄体分泌，并在黄体期中期再次达到峰值。

- 在各种下丘脑性闭经患者中，由于促性腺激素释放激素水平的降低，雌激素水平往往低于正常水平，如女运动员三联征、厌食症。
- 其余低雌激素的疾病包括先天或后天因素导致的卵巢发育不良、卵巢功能不全等，如嵌合型特纳综合征、原发性或放疗后卵巢早衰。

雌激素的主要功能是促进子宫内膜增殖，促进女性第二性征的发育。

孕酮（P）

孕酮主要由卵巢的黄体分泌，少量由肾上腺产生。孕酮的水平在黄体期逐渐升高，并在黄体中期达到峰值；随后，伴随着黄体的退化而逐渐降低。

孕酮的主要功能是促使子宫内膜从增殖期转变为分泌期，为胚胎的着床做准备。如果卵子受精，孕酮会刺激子宫内膜进一步发育，并使子宫内膜中的腺体分泌滋养受精卵的营养物质。反之，如果卵子未受精，孕酮水平会迅速下降，使子宫内膜剥脱出血。

- 黄体期监测孕酮水平，可以判断是否排卵。
- 黄体期孕酮水平的提前下降，提示黄体功能不全。
- 月经来潮第 4～5 天孕酮仍然处于高值，提示黄体萎缩不全。

睾酮（T）

睾酮主要是由卵巢及肾上腺皮质产生，是合成雌二醇的前体物质。

对于女性而言，睾酮的主要功能是促进阴蒂、阴唇和阴阜的发育，促进阴毛、腋毛的生长，对雌激素有拮抗作用，并且可以维持肌肉强度和骨质密度、提升体能等。

- 睾酮水平的升高常见于多囊卵巢综合征、肾上腺肿瘤、卵巢肿瘤，如卵巢间质细胞瘤、卵巢颗粒细胞瘤等。
- 雄激素水平升高常表现为痤疮、雄激素性脱发、黑棘皮症、多毛。

催乳素（PRL）

催乳素是由腺垂体分泌的一种蛋白质激素，主要功能是促进乳房发育及乳汁分泌。所以，孕妇和产妇的催乳素水平通常很高。

- 催乳素水平的异常升高常见于催乳素瘤、原发性甲状腺功能减退症、部分抗精神病药物的使用等。
- 催乳素水平的降低常见于垂体受损的疾病，如席汉综合征。

激素到底用还是不用

激素不可怕，遵医嘱规范使用

门诊举例

张大姐今年 50 岁了，最近她有点焦虑：原本规律的生理周期越来越不准时，一阵阵潮热难耐，晚上睡不着，就连脾气也变得火暴，简直像变了一个人。到医院就诊之后才知道是大家常说的更年期综合征，但是拿到医生开的激素药物，张大姐又犹豫了：吃激素到底靠不靠谱呢？

雌激素对女性十分重要，雌激素水平低，身体各个器官组织的功能就会受影响。

需要明确的是，雌激素是处方药，不可自己随便购买，应在医生指导下使用。而且，也不是说一进入更年期就要补充雌激素，当全身有症状、泌尿生殖道萎缩、出现骨骼问题时，才建议进行激素补充治疗。

不过，激素补充治疗强调个体化，用药方案的选择要因人而异。如果用药后治疗效果好，那么这个方案就是合适的。

怎样判断到底要不要吃激素

更年期女性到底要不要进行激素补充治疗，需要结合个人的情况来定，如果体内激素没有明显变化，可以先进行日常调理；如果体内激素出现严重紊乱，则需要进行激素补充治疗。

不需要

如果体内激素没有明显变化，只是出现了轻微的紊乱，可以先进行日常调理，比如经常参加户外锻炼、避免熬夜、注意营养与规律饮食、保持良好心态，这有助于维持体内激素的平衡。

需要

如果体内激素出现严重紊乱，伴有脾气暴躁、潮热、月经失调、痛经、失眠等症状，而且日常调理不能改善以上症状，则需要应用激素类药物干预治疗，以维持体内激素平衡，从而改善不适症状。

激素补充治疗需遵循 7 大原则

原则 1：“窗口期”开始使用

“窗口期”即 60 岁之内，或者绝经 10 年之内。在月经刚出现紊乱，伴有潮热、盗汗等症状时，就开始使用激素，可以一直处于有雌激素保护的状态中。

原则 2：使用最低有效剂量

一般情况下，任何药物使用剂量越低，不良反应越少，但前提是要保证有效果。对于激素，通常是根据情况从常规剂量或者更低的剂量开始应用，然后看改善症状的效果，再给予增量或减量，找到一个平衡点——有效且是最低剂量。

原则 3：使用天然的或接近天然的激素

天然的或接近天然的激素，不良反应越少。

原则 4：个体化原则

根据每个人的具体情况，选择个体化的用药方案。

在更年期早期，仅有月经紊乱，其他症状不明显时，只使用孕激素或放置曼月乐环，无须用雌激素。

出现更年期症状，或在绝经早期还想有月经，可选用雌激素加后半周期孕激素的序贯方案。

绝经后不想有月经，可选用全周期雌激素加孕激素的连续联合方案或替勃龙。

存在血栓风险或有胆结石、胆囊息肉等情况时，选用经皮肤吸收的雌激素（贴片或者凝胶）更安全。

年纪大，有阴道干涩、反复阴道炎及尿道炎等泌尿生殖道症状的患者，可给予阴道局部用药。

原则 5：有子宫的女性一定要加用孕激素

如果不用孕激素，雌激素持续刺激子宫内膜，会有患子宫内膜癌的风险。所以，有子宫的女性一定要加用足量足疗程的孕激素或放置曼月乐环，以保护子宫内膜。

已经切除子宫的女性，单用雌激素即可，无须加用孕激素。

原则 6：使用期限没有限定

目前对激素补充治疗的期限没有限定，只要每年评估没有出现新的禁忌证，获益大于风险，可以一直用药。

原则 7：年轻的绝经女性需要加大用药剂量

小于 40 岁绝经，称为卵巢早衰，即“早更”，多因早发性卵巢功能不全或手术切除卵巢、放射、感染损坏卵巢引起。只要没有禁忌证，都要进行激素补充治疗，且剂量要比常规药量更大，至少要用到平均绝经年龄（即 50 岁左右），之后按照正常绝经女性的标准进行评估后，再决定要不要继续使用。

那些关于激素补充治疗的疑虑

补充雌激素会增加患癌风险吗

不会。激素补充治疗在历史上确实增加了子宫内膜癌的发生率，但那已是历史。现在的治疗，在补充雌激素的同时增加了天然孕激素，在治疗过程中甚至发现由于增加了孕激素，子宫内膜癌的发生率减少了。因此，在医生的指导下，合理进行激素补充治疗不会额外增加子宫内膜癌的发生风险。

乳腺癌是困扰中年女性的第一大癌，从历史数据来看，雌激素对其造成的影响远远小于不良生活方式对其造成的影响。

治疗过程中有不良反应要立即停药吗

用药后可能会出现乳房胀痛、胃肠道不适、白带增多等不良反应，这些反应是身体对激素的一个反应过程或者没有找到适合的剂量、剂型。在医生的指导下，经过调整和磨合期，可以消除这些不良反应并达到治疗的效果。建议咨询医生后再停药。

补充激素后来月经了，会怀孕吗

绝经本质上是卵巢功能减退，失去了排卵的能力，补充激素后来月经，是因为激素使子宫内膜有了增生和脱落的反应，而不是卵巢排卵了，所以不会怀孕。

但是，如果在更年期早期，月经开始紊乱但还没有完全绝经时补充激素，偶尔会有排卵，所以也要注意避孕。

哪些人不能用或慎用激素补充治疗

任何事物均具有两面性，激素补充治疗也存在一定风险。对于年龄大于60岁或绝经已10年的女性，激素补充治疗有可能增加冠心病和脑卒中的发生风险，对认知功能产生不利影响，有可能增加阿尔茨海默病的发生风险。

激素补充治疗期间，静脉血栓栓塞症的发生风险随年龄增长而增加，并且与肥胖成正相关；癫痫患者的发作频率也可能会增加。

所以，应用激素补充治疗前需要经医生判断是否属于禁忌或慎用人群。

禁忌人群

1. 有已知或可疑妊娠者。
2. 有原因不明的阴道出血者。
3. 已知或可能患有乳腺癌者。
4. 已知或可能患有性激素依赖性恶性肿瘤者。
5. 最近6个月内患有活动性静脉或动脉血栓栓塞性疾病者。
6. 严重肝肾功能不全者。
7. 卟啉病、耳硬化症患者。
8. 脑膜瘤患者（禁用孕激素）。

慎用人群

1. 子宫肌瘤患者。
2. 子宫内膜异位症患者。
3. 子宫内膜增生者。
4. 有血栓形成倾向者。
5. 胆囊疾病患者。
6. 系统性红斑狼疮患者。
7. 乳腺良性疾病患者及有乳腺癌家族史者。
8. 癫痫、偏头痛、哮喘患者。

更年期不适这样调养，不暴躁、更舒心

心烦、潮热、出汗，杞枣汤来帮忙

潮热、潮红是更年期女性最常见、最典型的症状，多在烦恼、生气、紧张、兴奋时发生，一般发作比较突然。

自我判断

- □ 阵阵发热，起自胸部，涌向头、颈部，可波及全身
- □ 突发性出汗
- □ 伴有头晕、心悸、乏力
- □ 心情烦躁

主要原因为雌激素分泌减少

女性进入更年期后，雌激素分泌减少，血管舒缩功能不稳定，血管突然扩张，会使皮肤血流加速而发生潮热、潮红症状。

多注意饮食 + 运动调理

可以多吃些莲子、百合、大枣、绿豆等安神清心的食物。喝山药粥、地黄枣仁粥、杞枣汤等食疗调理，有助于改善潮热汗出。

宜进行有氧运动，如散步、慢跑、游泳，中低强度的保健操、太极拳、八段锦等运动。

杞枣汤，养心安神

大枣和枸杞配合使用，能够补肾滋阴，起到安心养神、补气补血的作用，可改善气短乏力、腰膝酸软、心烦、失眠等症状。

杞枣汤

食材

大枣 6 个，枸杞子 10 克。

做法

1. 大枣洗净，和枸杞用水泡 5 分钟。
2. 锅中加入大枣、枸杞子和适量清水，盖上锅盖大火烧开，转小火煮 15 分钟即可。

紧张、心悸，可以试试甘麦大枣汤

更年期女性心悸与冠心病的症状相似，要注意疾病的鉴别排查。建议更年期女性出现心悸要及时到正规医院进行检查，不应自行诊断服药。

主要原因为肝疏泄不利

随着现代社会生活及工作节奏加快，更年期女性多伴有情志因素，存在紧张、焦虑、抑郁等心理因素，导致肝气郁结。肝主疏泄，肝之疏泄不利，气郁化热，热扰心神，心神不宁而发为心悸。

如何缓解更年期心悸

1. 按揉膻中穴：用手掌大鱼际位置，上下反复揉搓膻中穴（两乳头连线的中点）20～30次。发作时揉搓可以缓解心悸，平时揉搓可以起到预防作用。

2. 喝清淡养生饮品或汤：如绿茶、槐花茶、竹叶茶、甘蔗汁、甘麦大枣汤等。

更年期心悸，可用甘麦大枣汤调理

甘麦大枣汤原方出自张仲景所著《金匮要略·妇人杂病脉证并治第二十二篇》。原文记载："妇人藏躁，喜悲伤欲哭，像如神灵所作，数欠伸，甘麦大枣汤主之。"

自我判断

- □ 血压短暂上升
- □ 心前区或不固定位置刺痛
- □ 呼吸不畅，大口喘气
- □ 心慌，恶心，胃部难受

甘麦大枣汤

食材

小麦15克，甘草9克，大枣10个。

做法

1. 将甘草放入砂锅内，加清水，大火烧开转中小火煮10分钟，过滤取汁留用。
2. 大枣洗净，与小麦一同入锅加水慢火煮至其熟，加人甘草汁，煮沸后即可。

用法

分早晚两次温服。

失眠多梦，喝绞股蓝大枣汤

失眠多梦是更年期女性的典型症状之一，主要表现为翻来覆去睡不着，好不容易入睡又易被惊醒等，从而导致白天没有精神、身心疲惫。

更年期为什么会失眠

处于更年期的女性，卵巢功能逐渐衰退，体内的雌激素水平会慢慢下降。而更年期失眠的产生多与心理、环境、疾病、药物因素有关。夜间发生的盗汗、潮热等更年期症状也会引起失眠。

如何缓解更年期失眠

1. 可以按摩头部的百会、神庭等穴位，以促进血液循环，安神助眠。

2. 穴位敷贴：将一些安神的药物（如酸枣仁、肉桂等）按照相应比例制成粉末，调和成糊状，制成药膏，睡前贴敷于涌泉穴和神阙穴，隔日 1 次，坚持 2 个月。

3. 中药足浴：可用具有安神功效的中药包放入沸水中浸泡，降温到 38～42℃进行足浴，每次 15～20 分钟，坚持 4 周。

4. 日常食疗：食疗对失眠也有一定帮助，如百合莲子粥、绞股蓝大枣汤、小米大枣粥、莲子饮、大枣茶等。

自我判断

- □ 入睡困难，早醒或醒后再难入睡
- □ 心烦意乱，疲乏无力
- □ 记忆力减退

绞股蓝大枣汤

此汤有健脑消脂、镇静安神的作用。适用于更年期失眠人群。

绞股蓝大枣汤

食材

绞股蓝 15 克，大枣 8 个。

做法

食材洗净，加适量水一同放入锅中，用小火煮 20 分钟即可。

用法

每日 1 剂，吃枣喝汤。

更年期月经紊乱，益母草大枣养血汤可调理

月经紊乱（绝经前期）是更年期女性极普遍、极突出的表现。月经经常延迟，甚至几个月才来一次，经量也逐渐减少。当雌激素越来越少，已不能引起子宫内膜变化时，月经就停止了。

更年期为什么会出现月经紊乱

女性在更年期因性激素减少所致内分泌紊乱，可能会出现月经周期紊乱、潮热、出汗、心悸、头痛等症状。

更年期月经紊乱的饮食调养

多吃豆类、鱼类等高蛋白食物，忌食油腻食物和寒凉食物，忌食辣椒等辛辣食物。可吃些乌鸡、益母草、大枣、羊肉、猪瘦肉等滋补性食物。

益母草大枣养血汤，改善气血两虚型月经紊乱

益母草具有活血祛瘀，利尿消肿，清热解毒的功效，是妇科常用调经药；大枣可补中益气，养血安神，是常用的补益食材；猪瘦肉性平和，润而不燥，含有丰富的蛋白质，三者搭配具有养血调经、祛瘀生新的作用。

自我判断

- □ 经期延长甚至淋漓不尽，能持续1~2个月
- □ 月经量在1~2年间逐渐减少
- □ 突然出现绝经

益母草大枣养血汤

食材

益母草10克，大枣8个，猪瘦肉200克。

调料

料酒、姜块、葱段、盐、胡椒粉、香油各适量。

做法

1. 大枣洗净，去核；猪瘦肉洗净，切块；益母草冲洗干净。
2. 锅中先放入益母草、大枣、猪瘦肉、料酒、姜块、葱段，加1200毫升水，浸泡30分钟后，大火烧沸，改用小火炖煮30分钟。
3. 加盐、胡椒粉稍煮5分钟，淋上香油即可。

服用此药膳期间要注意避免摄入过多生冷食物。

尿频、尿失禁，不能憋尿，同时注意补充水分

尿频、尿失禁也是更年期女性常见的症状，提示更年期女性盆底肌功能可能出现了问题。

自我判断

- ☐ 咳嗽、大笑、打喷嚏、跑步、上下楼时（增加腹压时）漏尿
- ☐ 尿频、尿急、憋不住尿、夜尿多
- ☐ 阴道松弛、性生活不和谐

主要原因在于盆底肌松弛

随着年龄的增大，女性雌激素水平下降，盆腔支撑结构缺陷或退化，盆底支持组织松弛，盆底功能障碍性疾病发生率逐渐增高。有报道指出，中老年女性盆底功能障碍性疾病发生率为 20% ~ 40%，并且随着年龄的增长，症状逐渐加重。而很多女性忙于家务和工作，忽视了这一疾病的起始阶段，错失了治疗的最佳时机。

怎样预防盆底功能障碍性疾病

1. 做好早期筛查，了解盆底功能状态，并进行相应的盆底功能锻炼。

2. 日常减少增加腹压的行为，如避免便秘、长时间负重，积极治疗慢性咳嗽。肥胖者适当进行减肥，以减少盆底肌承受的压力。

3. 绝经女性由于雌激素水平下降，可能会导致尿失禁，请及时就诊。发生了盆底功能障碍，应及时进行早期干预及治疗。

凯格尔运动改善更年期尿频、尿失禁

在做凯格尔运动之前，找到盆底肌的位置。在小便时阻止流动中的尿液、紧缩尿道，之后再放松，尿流恢复，这样能更好地感受到盆底肌。但不要将中断小便的动作（小便时突然憋住）作为日常生活中常规的凯格尔运动。

大夫提示

尿频不能憋尿，也应注意补充水分

更年期出现尿频时不要憋尿，以免滋生细菌，继发尿路感染，使尿频情况加重。平时也应注意多饮水，以稀释尿液，减轻尿道的刺激，缓解炎症的症状。

运动方法

收缩盆底肌 2～3 秒，放松 5～10 秒，如此反复，20～30 次为一组，每次锻炼 3 组以上。

不同程度的尿失禁，到底该怎么办

更年期女性要关注自己的漏尿程度，如果每次漏尿浸湿内裤仅为硬币大小，则是轻度尿失禁；如果每次尿液浸湿内裤如掌心大小，则是轻中度尿失禁；尿意频繁且浸透衣物，就可能为中重度尿失禁。

轻度尿失禁	改变生活方式：控制饮食，适量饮水，避免摄入刺激性食物；规律排尿，避免憋尿；保持适当体重，以减轻盆底肌压力；进行盆底肌训练，增加肌肉力量和控制力
轻中度尿失禁	可遵医嘱进行激素补充治疗，增加尿道括约肌张力，改善尿失禁症状
中重度尿失禁	常用的物理治疗方法包括盆底肌锻炼和电刺激治疗。盆底肌锻炼可以提高尿道括约肌的控制力。电刺激治疗则通过电刺激盆底肌来增强尿道括约肌的收缩力

特别提醒

普通卫生巾不能用于吸收尿液，较容易产生异味、出现反渗现象，有潮湿、闷热的感觉。对于尿失禁人群来说，需要长时间使用护理产品，表面干爽、洁净、无异味是十分重要的。建议选择更年期专用吸水巾，保证吸水量的同时还干爽透气。

第7章

养发护肤：用对方法健康『冻龄』，更美丽、更自信

长痘、长斑、长皱纹，盘点皮肤问题

色斑、肤色暗沉，喝黄芪苹果大枣水

气血好的人，脸色才有光泽。如果气滞血瘀或者气血虚少，则会出现脸上长斑、脸色发黑、皮肤萎黄。

如何判断气血不足

1. 看面色：面色黄，或是没有血色的苍白色。

2. 看头发：头发干枯、发黄、分叉、没有光泽，甚至脱发。

3. 看舌头：舌头很淡，没有血色，舌苔也很少，并且气血不足的人一般齿痕也会比较明显。

气血虚如何调养

可以从生活习惯以及中药调理补气血。

1. 适量运动，避免熬夜，注重劳逸结合。运动可以选择慢跑、爬山、骑自行车、游泳、瑜伽等方式以促进代谢，建议每周运动保持 3～5 次，每次 30 分钟。

2. 可以用黄芪、当归、玫瑰花、阿胶、桑葚、熟地等泡水喝以起到补气血的作用。

黄芪苹果大枣水，拥有好气色

黄芪是一种非常好的中药材，它能够增强体质，调节内分泌，改善气色。大枣富含维生素和矿物质，能够补血养颜，润肠通便。苹果含有丰富的果胶和抗氧化剂，能够清洁肠道，排出毒素。三者一起泡水喝可以补气养血，改善面色萎黄。

黄芪苹果大枣水

食材

黄芪 15 克，苹果 50 克，大枣 3 个，麦冬 5 克，枸杞子 3 克。

做法

所有食材洗净。苹果去皮切片，将所有食材放入锅中，加入适量清水。大火煮沸后，转小火煮 30 分钟即可。

皮肤干燥，调养肺气效果好

中医认为，肺主水、主皮毛。所以肺养好了，自然面色红润、皮肤细腻。一旦肺出现问题，会引发皮肤干燥等症状。

肺气不足的表现

气喘、乏力	皮肤干燥、暗沉	鼻炎频发
咳嗽、喘息、痰多等肺气虚弱的人，或患有哮喘、肺结节等慢性疾病的人，很容易因肺气不足而感到无力，出现气喘吁吁的情况，轻微的运动也会呼吸困难	肺气不畅，皮肤就会干燥发痒，面色晦暗	肺通鼻，鼻是肺系统中重要的器官。天气寒冷时容易得鼻窦炎、流黄涕

保湿皮肤需要内部和外部共同修复

内部调理

按揉少商穴：在拇指的外指甲根角旁边约 0.1 寸。用指甲按压穴位，会感到酸痛。此穴可以调节肺部的功能，促进肺部将体液输送到身体各个部位，并确保皮肤有充足的水分供应。

运动：运动有助于发汗，加速身体的新陈代谢，排出体内代谢废物，调节皮肤水油平衡。

外部支持

沐浴足：熟地 30 克，山药、玉竹、当归、山楂各 15 克，茯苓、丹参、泽泻各 10 克，加水煮 30 分钟，用此汤药泡脚 15 分钟。药浴后，一定要在脚上涂抹保湿护足霜。

沐浴体：黄芩 30 克，麦冬、金银花、天花粉、当归、玫瑰、白芍各 10 克，乌木 5 克，将所有药材放在热水中，浸泡 30 分钟，沐浴身体。

皱纹增多，喝沙参怀山花胶汤

皱纹长生者，十有八九胃口不太好，这跟脾虚有关。

怎么判断自己是不是脾虚

1. 没胃口：食欲下降、吃饭不香。
2. 早饱：稍吃一点东西就腹部饱胀。
3. 大便稀溏：稍吃生冷寒凉油腻食物就会腹泻。
4. 便秘：即使没有大便干结也会排便无力或不畅。
5. 睡眠不好：入睡困难、早醒、多梦等。

如果以上症状大部分符合，且舌淡、有齿印，苔白，脉弱无力，多是脾虚。

脾胃虚弱该如何调理

1. 日常调理要注意保持良好的精神状态，避免过度劳累和思虑。同时要注意保暖，特别是腹部。适当的运动也有助于健脾胃。

2. 脾胃虚寒的人可以多吃温性的食物，如生姜、羊肉、牛肉、洋葱和小茴香等；而脾气虚弱的人可以多吃补脾的食物，如小米、山药、扁豆、芡实和茯苓等。

沙参怀山花胶汤，健脾又滋阴

此汤适合脾胃阴虚者，见面部苍老、皱纹增多、唇肤干燥、大便干结等。

沙参怀山花胶汤

食材

沙参、怀山药各 20 克，芡实 30 克，花胶 50 克，鸡肉 300 克。

调料

盐适量。

做法

1. 鸡肉洗净，焯去血污；花胶浸泡；其他食材洗净。
2. 将所有食材倒进煲内，加入适量水，大火煮沸后转用小火煲 1.5 小时，加盐调味即可。

痤疮反复不消，内调外治有妙方

痤疮反复不消多与肺胃热盛、饮食不节、情志不遂、脾失健运等诸多因素有关。

位置不同，痤疮的病因也不同

面部皮脂腺分泌比较旺盛，任何部位都可能长痤疮，但中医理论认为，面部不同部位长痤疮，与不同脏腑的功能失调有关。

额头长痘 心火偏旺	中医理论认为额头属心，劳心伤神、思虑过度的人群往往容易心火旺盛，导致血热内蕴，常在额头长痘	应对建议 除了保证充足睡眠和饮水量，日常还可以多吃莲子、绿豆等食物
脸颊长痘 肝郁肺热	情志不舒，容易着急上火，会使肝气郁结，或肺热熏蒸皮肤，常致脸颊长痘	应对建议 可选菊花、金银花等代茶饮用，并注意平稳情绪，忌烟酒、辛辣食物
鼻周长痘 胃火炽盛	平时饮食不节，嗜食辛辣油腻食物，可致肠胃湿热，上蒸于头面，使鼻周生痘	应对建议 应清淡饮食，常喝栀子茶、苦荞茶等，清热解毒，健脾养胃
口周长痘 脾胃不健	口周长痘与脾胃功能失调有关，脾胃运化不良而生湿，日久化热而生痘	应对建议 日常可多食用薏米、莲子、山药等补脾益气类食物
下巴长痘 冲任失调	下巴痤疮反复发作，可能与冲任失调有关，常伴有月经不调、情绪不佳等	应对建议 可以常吃红豆、枸杞子、黑芝麻、核桃仁、紫米等食物

消除黑眼圈，推荐喝决明子枸杞大枣茶

黑眼圈多是由肝火旺盛所致，肝开窍于目，肝火旺盛后人体内的杂质便会增多，淤积在眼部下，便逐渐形成黑眼圈。

判断肝火旺盛与否，重点看 3 处

眼睛	口腔	睡眠
眼部分泌物增多、视物模糊、巩膜发黄、白睛有血丝、眼睛干涩、肿痛等	常伴有口干、口苦、口臭等问题，并且不能通过刷牙、漱口等缓解	入睡困难、睡不踏实、多梦、容易惊醒

除了上述不适，肝火旺盛的人还会出现易怒、暴躁等情况。

如何泻肝火

1. 按揉太冲穴，去肝火、养肝气。

太冲穴位于足背第一、二足趾跖骨连接部位的凹陷处，它是肝经的原穴，是肝经上非常重要的一个穴位，可以治疗与肝有关的病症。按摩太冲穴可以调节情绪、控制血压、缓解头痛、清泻肝火，对于消化系统、心血管系统、神经系统、泌尿系统等多个脏腑病症都有很好的治疗和保健作用。

按摩时可以以拇指指腹顺时针按揉 5 分钟，每日 1~2 次即可。

2. 平时可多吃些绿色食物以疏肝养肝，如绿豆、菠菜、芥蓝、西蓝花等。也可以喝枸杞菊花茶、决明子茶、绿茶等。

决明子枸杞大枣茶，消除黑眼圈

此茶饮可清肝明目，消除眼睛疲劳，有助于恢复视力，常饮能起到清除黑眼圈的作用。

决明子枸杞大枣茶

食材

决明子 6 克，黑枸杞子 5 克，大枣 3 个。

做法

将决明子、黑枸杞子和大枣放入杯中，以开水冲泡，或用水煮沸后服用。

头发保卫战，从“头”找回自信

头屑满天飞，中药熏洗去屑止痒效果好

头皮屑是一种亚临床炎症性的头皮疾病，分为周期性、复发性和持续性，常伴有不同程度的瘙痒。正常的头皮生发演变过程中，无生命的角质细胞不断地从皮肤表面脱落，当其直径 >0.2 毫米时肉眼便可以观察到，这种小片聚集物通常被称为“头皮屑”。

与头皮屑最相关的微生物是马拉色菌，它生活在头皮上，以油脂为食，产生的油酸渗透到头皮，从而引起皮屑。

内在炎症反应可使头皮油脂增多，使头皮水屏障遭到破坏，且破坏后不易修复。这加重了微生物、环境污染等不利影响，形成恶性循环，使头皮屑问题无法得到缓解。

如何避免头皮屑“与日俱增”

1. 控制洗头次数。头皮屑增多时，应适当减少洗头次数。

2. 合理选用洗发液。可用二硫化硒洗剂或酮康唑洗剂洗头，抑制马拉色菌的增殖。

3. 调整膳食结构。平时应多吃蔬果，以及富含维生素 A 和 B 族维生素的食物，如动物肝脏、蛋类等，减少辛辣、甜食及动物脂肪的摄入。

如果情况比较严重，出现头皮红斑、油腻性鳞屑或结痂，或有脱发、断发，应及时到医院就诊。

中药熏洗
解决头屑烦恼

【功效】疏风润燥，凉血止痒。
【组成】桑叶、黑芝麻各 15 克，制何首乌、炙黄芪、当归各 10 克，三七 5 克。
【制法】所有药材加水小火慢煎，晾温后泡、洗头皮及头发。
【用法】每日 1 次，连用 5~7 日。

头发干枯毛糙，“洗护养”锦囊请收好

头发干枯是指头发失去水分和油脂的滋润，导致头发干枯易折断，发尾出现分叉现象。

头发干枯毛燥的原因

1. 缺水：头发的含水量约为15%，如果低于10%，就会出现分叉、干燥、静电等现象。特别是干燥的季节，水分缺失容易导致头部发皮脂分泌减少，头发干枯毛糙。

2. 营养不良：长期缺乏蛋白质、维生素A、铜等营养物质，也会导致头发毛糙。

3. 经常烫头：经常染发、烫发等会使发质受损，引起发质干燥、脱发。

4. 其他因素：遗传、空气污染、日晒、劣质洗发水、睡眠不足、吸烟等因素也会导致头发干枯毛糙。

实用的养发小妙招，让秀发时刻保持柔顺黑亮

淘米水洗头

对于干枯毛糙的干性发质而言，可以选择碱性较弱、滋润性强的洗发水，有利于发质的恢复。

生活中，还可以试着用淘米水来清洗头发。淘米水中含有矿物质、水溶性维生素等营养成分，能改善头发干燥问题，也能去除头皮的油腻感。

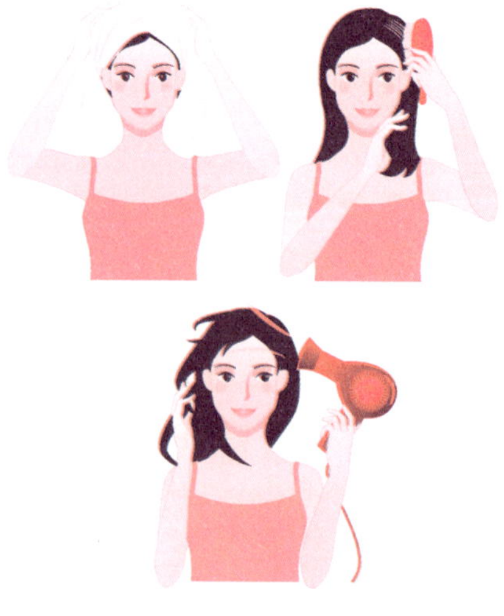

吹头发的温度和时长有讲究

“错误洗吹”很容易使发质变差。建议洗完头先做两个动作：用毛巾吸走水分；吹发前先分区，避免长时间吹风让发质受损。吹头发的温度建议在57℃左右，距离10～15厘米为宜。时长以吹完头发后摸着还有一丝湿润的感觉为宜。

脱发别慌，可用侧柏叶水洗发

正常情况下，毛囊始终处于生长期——退化期——休止期——再生长期的周期循环中。每天会有 50 ~ 100 根头发脱落，同时也会有相同数量的头发新长出来，生长期与休止期始终处于一个动态平衡状态。

如何判断是不是脱发

一看掉发数量

正常掉发，每日头发掉落数量不超过 80 根。掉发≥100 根，且持续 2 ~ 3 个月为脱发。

二看头发密度

脱发往往可以清楚地观察到局部头发变稀，如发际线上移、头顶稀疏等。

三观察其他表现

脱发虽然不痛不痒，但是脱发者大多头发十分油腻，掉落的头发普遍为细软的。

如何美护头发

1. 日常要选用适合自己的洗发产品，油性头发选择控油的，干性头发选择滋养的。

2. 减少头发的风吹日晒以及烫染，高温以及紫外线会破坏头发中的主要成分——角蛋白，使头发发质变差，且容易脱落。

3. 养成良好的生活习惯，注意饮食均衡、营养，过度减肥会导致营养不良，也会引起脱发。

缓解脱发，可用侧柏叶水洗发

据《本草纲目》记载，侧柏叶可以用于治疗脱发。

用法：侧柏叶以新鲜采摘的为好（药店购买干品亦可），每次取 100 克，先用清水浸洗 2 遍，剪成小段，将处理后的侧柏叶加水 2000 毫升，以小火煎煮 30 分钟，自然冷却后，用侧柏叶水在头发上轻轻揉搓，保留 15 ~ 20 分钟。

洗发时辅以头部按摩，能加快头皮血液循环，促进药液吸收，使药效得以充分发挥。

未老白头，根据白发位置分别调理

经常有人说，现在“少年白”的人越来越多，明明才三十多岁，看上去却像四五十岁。出现白头发，不仅仅是影响形象那么简单，更提示着我们的身体出现问题了。

前额白发——脾胃虚弱

前额对应的反射区是脾胃，前额长白发多是脾胃弱。脾胃虚弱常表现为腹胀、腹痛、胃酸、口淡不渴、四肢不温、大便稀溏。还有的人经常伴有口臭、食欲过旺或四肢浮肿、畏寒喜暖、小便清长或不利，这些都是脾胃虚弱的症状。

脾胃虚弱的应对方法

可适当多吃些山药、大枣、莲子、白扁豆等食物，以清淡易消化食物为宜，避免吃生冷、辛辣刺激性食物，忌暴饮暴食。

两鬓斑白——肝火旺盛

两鬓对应的脏腑反射区是肝胆，两鬓长白发多是由于肝火旺盛。肝火偏盛的人脾气暴躁或者爱生闷气，常伴有口干、口苦、舌燥、眼睛酸涩等症状。

肝火旺盛的应对方法

可适当多吃些苦味食物，如苦瓜、苦菜等，以降肝火，也可以泡些菊花枸杞茶。多吃新鲜的蔬果，避免吃油腻难消化的食物。养成良好的作息习惯，不要熬夜。保持平和的心态，避免情绪波动过大。

后脑勺白发——肾气不足

后脑勺对应的反射区是膀胱经，后脑勺出现白发多是由于肾气不足。这类人群多伴有尿频、遗尿或尿失禁、小便不畅等症状。

肾气不足的应对方法

可适当多吃些益肾食物，如韭菜、黑芝麻、黑豆、核桃、枸杞子等。保证充足的睡眠，适量运动，每天热水泡脚后可以按摩脚底，有固肾气的作用。